SEP 现代服务业人员就业能力提升项目系列教材

中国家庭服务业"百企百编"就业能力培训系列丛书

中国家庭服务业中小企业自主培训教材

母婴护理师（月嫂）培训教材

（第 2 版）

陈帖　主编

CAC 教育机构产品研发中心　监制

U0241387

北京 · 旅游教育出版社

责任编辑:何　玲

图书在版编目(CIP)数据

母婴护理师(月嫂)培训教材／陈帖主编. -- 2 版
. -- 北京：旅游教育出版社，2019.1（2021.3重印）

SEP 现代服务业人员就业能力提升项目系列教材
ISBN 978-7-5637-3872-4

Ⅰ. ①母…　Ⅱ. ①陈…　Ⅲ. ①产褥期—护理—技术培
训—教材②新生儿—护理—技术培训—教材　Ⅳ.
①R714.6②R174

中国版本图书馆 CIP 数据核字（2019）第 019137 号

SEP 现代服务业人员就业能力提升项目系列教材

母婴护理师(月嫂)培训教材
Muying Hulishi(Yuesao) Peixun Jiaocai
（第2版）
陈帖　主编

出版单位	旅游教育出版社
地　　址	北京市朝阳区定福庄南里 1 号
邮　　编	100024
发行电话	（010）65778403 65728372 65767462（传真）
本社网址	www.tepcb.com
E-mail	tepfx@ 163.com
排版单位	北京旅教文化传播有限公司
印刷单位	天津雅泽印刷有限公司
经销单位	新华书店
开　　本	710 毫米×1000 毫米　1/16
印　　张	13.375
字　　数	161 千字
版　　次	2019 年 1 月第 2 版
印　　次	2021 年 3 月第 2 次印刷
定　　价	45.00 元

（图书如有装订差错请与发行部联系）

中国家庭服务业"百企百编"就业能力培训系列丛书
SEP 现代服务业人员就业能力提升项目培训系列丛书编委会

主编：陈帖
全国职工岗位创新(家政类)技能竞赛专家
中国母婴生活护理服务专委会副主任

监制：
CAC 教育机构产品研发中心

执笔编委会成员：

陈秋林、朱海艳、陈雨、费登峰、李洪义、陈兆田、吴玉萍、吴丽歌、迟恒辉、刘震、
刘会、王引辉、王珉、张丽、景宇、陈雪

董志惠	唐山志惠家政服务有限公司
吴思尚	龙岩好月嫂家庭服务有限公司
李延华	沈阳三姐家政服务有限公司
赵显斌	大石桥家家乐家庭服务有限公司
张玉红	阜新宏远家政服务有限公司
李连波	沈阳互邦家政服务有限公司
李 伟	新疆伊犁维康母婴营养健康会所
孙继星	贵阳黔诚娇子家政服务有限公司
徐静汶	河南濮阳好月嫂家政有限公司
范为华	张家口好月嫂家庭服务有限公司
郭 英	辽阳管婆家政服务有限公司
滑 伟	云南日臻养老信息服务有限公司
陈道影	邦妮科技（北京）有限公司太原分公司
郑建兴	福州建兴家政服务有限公司
周月玲	新疆月玲家庭服务有限公司
陈佑艳	西安朵拉家庭服务有限公司
李爱萍	大连圣恩家政服务有限公司
张晓群	辽阳新风采家政连锁中心有限公司
张永胜	烟台市母婴协会
李文华	秦皇岛市海港区晨昕好月嫂家政服务有限公司
汪从刚	达州市现代家政服务有限公司
郑 红	兰州金月嫂家庭服务有限公司
王敬梅	涿州爱乐康家庭服务有限公司
李荣娟	广西桂林康贝家庭服务有限公司
张 珂	鹤壁市淇河家政有限公司
张亚娣	黑龙江大庆市手拉手家政
薛忠平	霍州好月嫂家政服务有限公司
鞠 森	大连好月嫂家庭服务有限公司
王 博	锦州好月嫂家庭服务有限公司
张淑娟	西安满天星家庭服务有限公司

原 华	丹东好月嫂大爱家政服务有限公司
刘 燕	西安新城区金月嫂家政服务有限公司
王 丽	沈阳市爱翼家庭服务有限公司
迟恒辉	大连点赞生活护理服务有限公司
姜建新	朝阳怡和家庭服务有限公司
孙亚军	运城好月嫂家政服务有限公司
杜凤林	凤凰奥美(北京)品牌咨询有限公司
曹 江	光彩养老事业促进中心
赵艳军	光彩服务产业集团
尚素萍	洛阳市西工区中华好月嫂家政服务中心
武 正	山西好家政有限公司
赵爱平	太原市迎泽区好月嫂家政
肖 丽	抚顺亿婴职业学校
孔 华	大连金州新区光明好月嫂家政服务中心
刘玉静	洛阳雨菡母婴服务中心
张西梅	西安和万家家政服务有限公司
邓小荣	深圳市我帮您母婴护理公司
许秀芳	山东省淄博市周村温馨家政服务部
刘翡翠	山西博爱家政服务有限公司
毕素英	沧州好月嫂家政服务有限公司
张桂琴	郑州市家家乐母婴月子护理中心
程卫东	深圳市前程管家咨询管理有限公司
张雅荣	太原好月嫂家庭服务有限公司
向淑媛	湘西流派小儿推拿传人、中医执业医师
吕玉萍	赣州康雅家政服务有限公司
孙晓耕	北京吉瑞兴民商贸有限公司
章荣花	南京家谐职业培训学校
裴 静	山西翼城好月嫂家政服务有限公司
王 萍	烟台莱山紫桢国际职业培训学校
楼欣宇	浙江诸暨彩虹之家家政服务有限公司

谭英莉	大连好月嫂家庭服务有限公司
曹 阳	深圳市金麦田软件有限公司
白延飞	上海功新实业有限公司
王丽红	普兰店市红姐好月嫂家政服务中心
李爱红	太原市贝亲好家政服务有限公司
杜翊乐	襄阳三欣家政有限公司
林丽霞	厦门孕育年华家政服务有限公司
宋卫玲	漯河好月嫂家庭服务有限公司
解 君	大同市我帮你家政服务有限公司
何冬梅	齐齐哈尔市龙妹家庭服务有限公司
周绍俊	贵州冰清玉洁家庭服务产业管理有限公司
刘 霞	临沂胜亲老龄产业投资集团
廖建宏	郴州市真诚职业培训学校
余有分	友乾(湖南)投资管理有限公司
文德顺	遵义好月嫂家庭服务有限公司
梁莲娣	海南家美乐家庭服务管理有限公司
陈 荣	西藏好帮手物业家政服务有限公司
王鹏崴	四川爱君宝玛家政有限公司
周 旻	广州市正祥和家政服务有限公司
郭新华	武汉友缘家政服务有限公司
沈章坪	贵阳好月嫂家庭服务有限公司
王旭东	铁岭经济开发区环美劳动服务有限公司
方 洪	乐山市妈咪爱婴家庭服务有限公司
姚大庆	武汉平凡新家政服务有限责任公司
张传芬	山东起跑线母婴教育科技有限公司
姚永利	哈尔滨报达家政职业培训学校
张海龙	兰州好月嫂家政服务有限责任公司
吴 莹	吉林农业大学家政学系
张先民	清华大学老科协现代家政产业研究发展中心
王勇刚	成都力业家政服务有限公司

李彩风	太原好月嫂家政服务有限公司
李冬梅	内蒙古乌兰浩特市兴安家政职业培训学校
卢金桥	北京澳中西红柿国际母婴中心
李丽萍	成都好月嫂家庭服务有限公司
王慧楠	北京七彩居家政服务有限公司
牛 燕	沈阳云到家科技有限公司
王慧平	长治市好月嫂家政服务有限公司
崔云霞	郑州娘家人月子服务中心
钮小军	广州市优童教育信息咨询有限公司
鲍琴芬	江苏省张家港市澳洋医院
辛 兵	盘锦好姐妹家政服务有限公司
陆卫民	营口三为生活服务有限公司
张宝兰	太原好月嫂新建路店
郎永汉	武汉帮帮家政服务有限公司
陈 欣	山东泰安市泰山大姐家政服务职业培训学校
庞 阅	南宁好月嫂家庭服务有限公司
毛雪芬	深圳市圣安教育投资有限公司
秦登秀	商丘中青职业培训学校
王成军	北京军雪广源家政服务有限公司
国小平	宣化区国馨家政服务职业培训学校
翟轩逸	杭州喜爱宝健康管理有限公司
张路军	我爱我妻(北京)家政服务有限公司
韩吉山	石家庄市嫂子家园职业培训学校
周 芳	哈尔滨行大职业培训学校
宋 平	北京北方华宸中医研究院
周 菊	保定市爱邦女子家政服务有限公司
冯晓清	北京宝宝维嘉咨询服务有限公司
刘 会	艾登宝贝国际教育科技(北京)有限公司(京一)
张 帅	北京市昌平区华誉职业技能培训学校(三八家政)
安清涛	北京市大兴区弘德职业技能培训学校

李涵林	北京维骐迅腾科技有限公司(十月阳光总部)
张　静	北京志友联创科技有限公司
赵春娟	前程锦绣(北京)管理咨询有限公司
张　卫	海安县康乐婴幼儿教育培训中心
郭振峰	杭州高玖企业管理有限公司(宝妈乐)
郑丽君	合肥康乃馨母婴护理健康咨询有限公司
王文静	家和(北京)科技有限公司
金秀芬	金月时代(北京)家政服务有限公司
孙亚梅	天津爱婴宝贝科技发展有限公司
杨林林	天津聚婴宝教育信息咨询有限公司
谢　冰	贺州市康之桥家政护理有限公司
郭秀华	厦门齐邦家政服务有限公司
谢兴梅	北京万邦家政服务有限责任公司
周绍凯	北京市西城区爱侬职业技能培训学校
魏慧梅	商丘中青职业培训学校
孙培波	烟台市朝阳家政服务有限公司
李彩芝	北京阿姨汇科技服务有限公司
杨玉娇	瑞金市红杜鹃家政服务有限公司
肖哲文	北京好孕妈妈教育咨询有限公司
常海霞	邯郸市光彩家政职业培训学校
邱　歆	北京市西城区爱侬职业技能培训学校
王　辉	北京韵味妈妈教育咨询有限公司
杨千惠	石家庄市长安千惠家政服务部
焦爱林	广州千源家庭服务有限公司
金　璎	北京金秀母婴之家家政服务中心
金　英	杭州小纽扣健康管理有限公司
李万玲	北京佳和誉泰家政服务有限公司
杨小凤	北京弘一利华信息咨询有限公司
孟献东	北京圣婴家政服务有限公司
张玉霞	石家庄市嫂子家园职业培训学校

赵　明	北京恒贯汇通文化发展有限公司
王　娜	大连市开发区好月嫂服务公司
马志勇	淄博大家园千喜家政服务公司
李传玉	重庆好月嫂家政服务中心
姜延麟	大连好阿姨家政服务有限公司
程彩虹	青岛彩虹家政服务有限公司
刘翠凤	大连市金州区金华好月嫂服务公司
卜慧影	上海慧云家政服务站
徐海瑛	上海好月嫂家庭服务有限公司
陈光俤	福州博爱家政服务有限公司
兰　红	黔西好月嫂家庭服务有限公司
陈先莉	宝鸡明乐母婴服务有限责任公司
赵光绪	成都川妹子家政培训学校
宋　瑞	四川川妹子家政有限公司
李云峰	陕西天天家庭服务有限公司
罗华玉	福州市鼓楼区好生活家政服务有限公司
谈铧镁	贵州君美家政有限公司
郑国强	成都爱尔家清洁有限公司
张武鹏	广州爱妈妈教育信息咨询有限公司
曹玉杰	秦皇岛公益家政服务有限公司
金　超	盘锦三替巾帼家政服务有限公司
曹玉红	河北省家政服务网络管理中心
张思荣	息烽好月嫂家政服务有限公司
李　磊	酒泉好月嫂家政服务公司
宋丹萍	六盘水市好月嫂家政有限公司
刘玉芳	贵阳惠海丹心好月嫂家政服务有限公司
初　晨	烟台市好月嫂家庭服务有限公司
陈小玲	平顺好月嫂家政服务有限公司
方彩云	福州好月嫂家政服务有限公司
王永洪	贵阳晨曦好月嫂家政服务有限公司

前　言

　　我们目前处在"互联网+"时代,面对新消费群体的崛起,家庭服务企业要尽快完成服务的升级和转型,快速便捷、上门到家成为服务的重中之重。"互联网+"与"到家"是两个核心关键词,"+"很容易,很多跨界的商品、概念都会叠加进来,"+"是复合型便利,"互联网+家"如同加油,家庭服务需求中的各种家政服务+电商购物服务+餐饮便利服务+娱乐休闲服务+旅游运动服务……"+"的不是一两个单品,而是通过多元集成,增加多品类、多品种获得更多的客户黏性,打通上下游,完成全品类营销,进而极大释放"互联网+家"的"有限空间,无限可能"。就家庭服务中的母婴服务(也就是通常所说的"月嫂")而言,已不是单纯完成某种单一母婴生活护理服务,服务者需成为集母婴护理师、育婴师、催乳师、小儿推拿师等为一身的专业技能,并且要通晓母婴健康产品、保健用品乃至食材、营养膳食等诸多功能集为一体的复合型职业人才。"家"生活的社区服务是有待挖掘的蓝海市场,去中心化、社区化、碎片化、智能化、宅生活的家庭化消费是未来生活服务的主体。

　　"互联网+家"促使家庭服务的丰富化与多样化,受众人群的广泛性、消费的便利性都成为未来新消费群体完成"互联网+家"这一主体社区服务,成为现在乃至未来最新消费渠道。据统计:社区商业服务所占社会消费品零售总额在发达国家可达60%左右,而在我国即便是一线城市,这一比例也仅为1/3,加快发展社区家庭服务,是满足居民消费、改变城市面貌、扩大劳动就业、提升城市商业现代化和综合竞争力的迫切要求,是构建社会主义和谐社会和全面实现中国梦的有效途径,同时也是各级政府为民谋利益、办实事的切实体现,可谓一项双赢的民心工程。根据这一需求,就要求加快提升、提速我国家庭服务业的发展水平,家庭服务业的快速发展其有效途径是建立一批职业化、规模化及专业化的家庭服务业企业,而家庭企业服务社会的核心基础在于家政服务员,在于拥有一批经过职业技能培训和专项技术培训的家庭服务从业者。

根据《中华人民共和国劳动法》和《中华人民共和国职业教育法》的规定，大量的尤其是遍布全国各地的中小型家庭服务企业急需一套满足现代化市场需求，有别于大中专教材，能对一般文化的劳动者开展职业技能培训的专项技术培训教材。

中国家庭服务业"百企百编"就业能力培训与现代服务业人员就业能力提升项目培训系列丛书正是在"互联网+家"的时代背景下孕育而生。

中华好月嫂家政服务品牌集18年行业服务培训经验，汇集全国百家企业，共同编辑出版这套针对全国中小型家庭服务企业、教育培训机构的家庭服务系列培训丛书(母婴类，养老类，病患类，保洁类)，其中，母婴生活护理类服务培训教学丛书包括母婴护理师、催乳师、育婴师、保健按摩——小儿推拿师等培训教材。

《礼记·大学》有曰："格物致知"，按《现代汉语词典》解释为：推究事物的原理法则而总结为理性知识。让我想到"百企百编"是一个了不起的创新和尝试，群策群力，它的意义在于让培训摆脱了空洞的理论教条，回归一线实践，这些来自全国不同省份城市的百家编委企业均为本省市家庭服务行业的龙头企业，全国百强千户企业或市级以上家庭服务行业协会副会长以上单位，入选的企业编委本人均有国家级培训师资质。

"百企百编"编委会企业跨越度大、区域性广，具有包容性、持续性和实战能量，执笔作者根据不同省份城市一线企业编委培训师的讨论意见，进行有效的汇总，力争能够真正使家政企业满足客户需求，在理论上寻求突破，在实践中解决落地，并使之具备前瞻性，全面完成面向服务员成长空间的培训，期待来自全国各地的百企百名一线培训师勇于挑战，勇于创新，感恩你们的共同参与，大爱无疆！

大众创业，万众创新，正激荡着中国大地！这是一个青春搏击，唱响中国梦的时代。李克强总理说："个人和企业要勇于创业和创新，全社会要厚植创业创新文化，让人们在创造财富的过程中，更好地实现精神追求和价值。"家庭是社会的细胞，在"互联网+"时代，以家为单位的载体充当着重要的社会消费经济体和文化交流角色。引用北宋著名教育家张载所言"为天地立心，为生民立命"，与全国家庭服务业同人共勉。

丛书编委会

CAC 教育机构产品研发中心

目　录

第一部分　基础知识

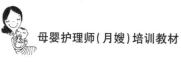
第二部分　初级职业技能

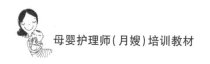

第三部分　中级职业技能

第四部分　高级职业技能

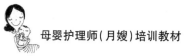

第一部分

基础知识

第一章　母婴护理师(月嫂)职业概论

【本章学习内容】

　　1.了解母婴护理师(月嫂)的职业概念。

　　2.掌握安全常识。

　　3.学习相关法律与法规。

第一节　母婴护理师(月嫂)职业概念

一、母婴护理师(月嫂)的定义

　　母婴护理师是护理母亲与婴儿的专业化家政服务人员。人力资源和社会保障部《招用技术工种从业人员规定》要求,母婴护理师需持职业资格证书上岗。月嫂是母婴护理师的俗称,主要负责产妇与新生儿的护理。

　　母婴护理师的主要工作为:保障母亲与婴儿健康、提高人口素质、传播母婴健康知识,使家庭母婴护理社会化、职业化。

二、职业等级与职责

　　母婴护理师的工作专业而且繁杂,需要从业者具有极强的责任心。按照其所了解的专业知识和掌握的服务技能水平,一般分为初级、中级、高级三个等级。

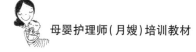

1.初级母婴护理师(初级月嫂)

了解胎儿的生长发育过程、分娩的征兆、分娩过程、分娩物品的准备等知识。熟练掌握以下技能。

(1)母婴居室的消毒与清洁。

(2)母乳喂养指导。

(3)乳房护理基础。

(4)产妇卫生清洗。

(5)产妇均衡营养配餐。

(6)常用催乳汤制作。

(7)新生儿生长发育特点。

(8)人工喂养指导。

(9)新生儿用品的清理与消毒。

(10)新生儿日常护理。

(11)新生儿专业护理。

(12)新生儿洗澡技能。

2.中级母婴护理师(中级月嫂)

在初级基础上,了解下列知识:妊娠期妇女生理特点及保健,妊娠期营养指导。熟练掌握以下服务技能。

(1)产妇会阴侧切护理。

(2)产妇抑郁疏导。

(3)产妇形体恢复指导。

(4)新生儿预防接种护理。

(5)新生儿常见疾病预防与护理。

(6)新生儿抚触操。

(7)新生儿被动体操。

3.高级母婴护理师(高级月嫂)

在中级基础上,了解下列知识:均衡营养膳食宝塔解读,产褥期体质辨证及饮食调护,常用催乳药膳制作。熟练掌握以下服务技能。

（1）剖宫产护理。

（2）急性乳腺炎的预防与护理。

（3）产妇乳房健美操指导。

（4）产妇恢复瑜伽指导。

（5）早产儿生理特点与护理。

（6）新生儿黄疸观察。

（7）新生儿五项智力开发。

（8）新生儿游泳。

（9）新生儿意外伤害防范与紧急处理。

三、母婴护理师(月嫂)的健康要求

母婴护理师(月嫂)的工作主要是护理产妇与新生儿,在日常生活中与她们亲密接触。产妇和婴儿属于体质虚弱、抵抗力弱的群体,按照卫生防疫部门的要求,母婴护理师(月嫂)需要每年做一次体检,持有效期内的健康证明上岗。

四、母婴护理师(月嫂)的职业道德

1.职业道德常识

通常所说的职业道德,是指从事不同职业的人,在自己的职业活动中所应遵循的行为准则。

2.母婴护理师(月嫂)的基本职业道德要求

（1）爱岗敬业,诚实守信。

（2）善于沟通,和蔼可亲。

（3）自尊自信,自立自强。

（4）全面发展,精益求精。

五、母婴护理师(月嫂)的工作要求

(1)四心服务:用爱心、诚心、细心、耐心为客户服务。

(2)保持四勤:勤洗手、勤洗澡、勤剪指甲、勤换洗衣服。

(3)尊重客户的生活习惯,不干预客户的私生活。

(4)换位思考,根据客户要求,完善服务细节,使自身、客户及企业三者利益和谐统一。

六、基本礼仪

以尊重、真诚、宽容、从俗、得体为基本礼仪原则。母婴护理师(月嫂)进入家庭工作,特别应注意以下事项。

(1)掌握正确的坐姿、站姿、走姿。

(2)注意仪容自然整洁,不浓妆艳抹;仪态亲切和蔼,不冷漠无礼;仪表端庄大方,不轻佻张狂。

(3)待人接物热情适度,称呼恰当;用语文明准确,自然亲切;工作有序,忙而不乱,有条不紊。

(4)工作时不佩戴戒指、项链、手镯等首饰。

七、母婴护理师(月嫂)的岗位职责

母婴护理师(月嫂)的主要服务对象是产妇和新生儿,产妇护理约占工作内容的30%,新生儿的护理约占70%。服务内容以产褥期护理为主:帮助产妇做快乐、幸福的母亲;帮助新生儿成长为聪明、健康的宝宝!

1.产妇护理

(1)指导产妇进行母乳喂养,做好乳房护理。

(2)根据产妇个体状况和均衡营养膳食理念,做好月子营养餐服务,保证产妇泌乳充足。

（3）指导并帮助产妇适当运动,促进身体恢复。

（4）做好产妇心理疏导,协助产妇度过母子磨合期,预防产后抑郁。

（5）帮助产妇清洁伤口,为产妇做日常卫生清洁护理。

（6）清洁产妇衣物及居室。

2.新生儿护理

（1）母乳喂养指导,做到早开奶、早接触、早吸吮、按需哺乳。根据不同情况正确完成婴儿喂养,包括母乳喂养、人工喂养、混合喂养。

（2）换洗尿布,清洗衣物,日常用具消毒清洁。

（3）为婴儿洗头、洗澡,做面部、脐部、臀部护理。

（4）为婴儿做抚触操、被动体操,全面开展科学育儿。

（5）观察婴儿大小便及其他日常状态,有异常时及时提醒家长就医并协助治疗。

（6）照顾婴儿夜间睡眠及饮食。

第二节　安全常识

《中华人民共和国安全生产法》第一章第三条规定"安全生产工作应当以人为本,坚持安全发展,坚持安全第一、预防为主、综合治理的方针"。

母婴护理师（月嫂）的工作一般以家庭为服务场所。在工作中应以安全常识为服务工作的基本常识,结合各自服务客户家庭特点,做好安全防范工作,并与服务客户共同做好安全隐患的排除工作。具体在以下事项中重点注意安全操作与防范。

一、家庭防火、防盗与防意外

母婴护理师（月嫂）在客户家工作,需掌握防火、防盗、防意外的基本知识,运

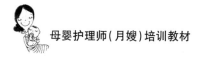

用正确方法处理安全问题及隐患。

（1）禁止将未熄灭的烟头、火柴等带有火种的物品扔倒在垃圾桶内。

（2）安装和使用电器设备，必须符合有关技术规范，并采取必要的防火措施。

（3）母婴护理师独自一人在家时，不给未预约的来访者开门，防止上当受骗。

（4）出门前应关好门窗，检查门锁是否锁好。

（5）护理孕产妇及婴幼儿时，应根据医护人员及客户要求进行服务，不擅自采用封建迷信、偏方、乱服药物或增减药剂量等一切不科学的方法。

（6）自来水管破裂时，首先将家中的自来水总阀门关闭，随后检查破损位置，通知客户，立刻报请物业部门或专业人士修理，尽快恢复供水。

（7）下水管堵塞、返水时，首先应停止用水，将返水口堵塞；查找堵塞原因，能够自己处理的尽快疏通，无法处理的告知客户，请专业人士上门修理。

（8）孩子被反锁在室内，无法打开房门时，立即电话通知客户想办法解决；如果情况紧急，则要立即拨打"110"求救电话，请警察协助解决。

二、人身安全与自我保护

母婴护理师（月嫂）在工作中，需掌握人身安全与自我保护基本常识，正确面对日常生活中的不良事件。具体要注意以下方面。

（1）认真学习、提高自身修养和法律意识。

（2）识别不良行为并理智应对。

（3）掌握自我保护原则。

（4）不畏强势与暴力，敢于同坏人坏事做机智斗争。

（5）对下列情况应及时向公司或司法部门反映并作适当处理。

①客户违约。

②客户虐待服务人员。

③客户言行下流。

④同性客户经常不在家居住。

⑤长期收不到家书和公司信息。

三、交通安全常识

日常生活中每个人包括母婴护理师(月嫂),都需要掌握交通安全基本知识及交通行为规范,正确处理相关交通安全问题。

(1)讲究交通公德,遵守交通法规。

(2)自觉遵守乘车管理规定,维护乘车秩序,举止文明,相互礼让。

(3)保护交通事故现场,积极抢救受伤人员。

(4)交通事故报警电话:122。

四、安全用电常识

现代家庭生活以使用家电为主,母婴护理师(月嫂)必须掌握基本用电安全常识,正确安全地使用电器,更快更好地完成本职工作。

(1)电器与电源应匹配。

(2)注意安装与维修安全。

(3)掌握不同功能家用电器的操作和使用。做到虚心好学,不懂就问,避免操作不当造成电器的损坏和意外事故的发生。

(4)触电急救与护理。首先迅速切断电源,进行就地急救,以争取时间。可以关闭电源开关、拉断电闸或拔去电源插头。必须用干燥的木棒、竹竿、塑料棒等不导电的物体拨开电线、切断电源或拉开触电者。对心跳、呼吸均已停止的触电者,必须在现场马上进行人工呼吸及胸外心脏按压,送医院途中仍要坚持。如果只有一个人施行急救,可做一次人工呼吸,按压心脏4~5次。

五、燃气安全常识

现代居家厨房以燃气为主,家庭燃气常见的有人工煤气和天然气两种,如使用

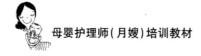

不当,两者均能对人体产生较大的危害;因此,一定要注意安全。

(1)遵守安全操作规程。

(2)经常检查灶具、气罐、管道、管路连接处有无漏气现象。

(3)注意室内通风,在做饭或烧水时最好打开门窗。

(4)使用燃气灶时,注意人不要离开,以免风吹或汤汁溢出使火苗熄灭而发生事故。

(5)燃气有漏气时切忌使用明火或手机。应先关闭总阀门,打开门窗彻底通风,经修理好后再行使用,以免发生爆炸事故。

(6)使用燃气后应关闭总阀门,以防止气体泄漏。

六、紧急求救常识

生活中难免出现紧急情况,母婴护理师(月嫂)要掌握基本求救常识,临危不乱,保护自身和客户的生命、财产安全。

(1)牢记紧急求救电话:匪警110,火警119,病人急救120,交通事故122。

(2)拨打紧急求救电话时,应告知对方事件发生的详细地点、时间、事件情况概要和与你联系的方法。

(3)如果发出的紧急求救内容是客户家中之事,在发出紧急求救后,除应做好基本的应对外,应立即将事件的情况通知公司、客户或其亲属。

第三节　相关法律与法规

母婴护理师(月嫂)必须要学法、懂法、用法,在法律许可的范围内,更好地开展自己的业务工作。

一、《中华人民共和国宪法》

《中华人民共和国宪法》是国家机关和全体公民的行为的根本准则。

《中华人民共和国宪法》第二章第三十三条规定："凡具有中华人民共和国国籍的人都是中华人民共和国公民。中华人民共和国公民在法律面前一律平等。国家尊重和保障人权。任何公民享有宪法和法律规定的权利,同时必须履行宪法和法律规定的义务。"

母婴护理师(月嫂)应了解公民的基本权利和义务。

1.公民的基本权利

(1)选举权和被选举权。

(2)言论、出版、集会、结社、游行、示威的自由。

(3)宗教信仰自由。

(4)人身自由不受侵犯。任何公民,非经人民检察院批准或者决定或者人民法院决定,并由公安机关执行,不受逮捕。禁止非法拘禁和以其他方法非法剥夺或者限制公民的人身自由,禁止非法搜查公民的身体。

(5)人格尊严不受侵犯。禁止用任何方法对公民进行侮辱、诽谤和诬告陷害。

(6)住宅不受侵犯。禁止非法搜查或者非法入侵公民的住宅。

(7)通信自由和通信秘密受法律的保护。

(8)批评和建议、申诉、控告或者检举的权利。

(9)劳动就业和获得社会保障的权利。

(10)受教育的权利。

(11)对老人、妇女和儿童等特殊主体权利的保护等。

2.公民应履行的主要义务

(1)维护国家统一和全国各民族团结的义务。

(2)遵守宪法和法律,保守国家秘密,爱护公共财产,遵守劳动纪律,遵守公共秩序,尊重社会公德。

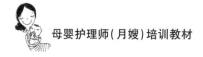

（3）依照法律服兵役和参加民兵组织。

（4）依照法律纳税的义务。

（5）劳动和参加教育的义务。

二、《中华人民共和国劳动合同法》

第一章第一条规定:本法是"为了完善劳动合同制度,明确劳动合同双方当事人的权利和义务,保护劳动者的合法权益。"

第一章第二条规定:"中华人民共和国境内的企业、个体经济组织、民办非企业单位等组织(以下称用人单位)与劳动者建立劳动关系,订立、履行、变更、解除或者终止劳动合同,适用本法。国家机关、事业单位、社会团体和与其建立劳动关系的劳动者,订立、履行、变更、解除或者终止劳动合同,依照本法执行。"

第一章第三条规定:"订立劳动合同,应当遵循合法、公平、平等自愿、协商一致、诚实信用的原则。依法订立的劳动合同具有约束力,用人单位与劳动者应当履行劳动合同约定的义务。"

第二章第十条规定:"建立劳动关系,应当订立书面劳动合同。"

现实生活中,母婴护理师(月嫂)与家政公司签订劳动合同,以员工形式工作的,适用于《劳动合同法》;也有母婴护理师(月嫂)经过中介公司(组织)介绍或自己直接与雇主签订雇佣劳动合同的,同样受法律保护。

与雇主签订雇佣劳动合同时,应明确休息的条款:一个月的服务期内有几天休息日;为保障产妇与新生儿的健康和安全,每天应有必要的休息时间;有关节假日的加薪条款也要明确。

特别注意:口头协议发生纠纷时,往往因无书面证据,不能很好地分清事实、解决纠纷,很难保护当事人的利益。所以倡导签订书面合同,保护自身利益。

三、《中华人民共和国母婴保健法》

《中华人民共和国母婴保健法》是我国母婴保健工作的基本法,在中华人民共和国境内从事母婴保健服务活动的机构及其人员都应当遵守。

第一章第一条规定:"为了保障母亲和婴儿健康,提高出生人口素质,根据宪法,制定本法。"

第一章第二条规定:"国家发展母婴保健事业,提供必要条件和物质帮助,使母亲和婴儿获得医疗保健服务。国家对边远贫困地区的母婴保健事业给予扶持。"

第一章第三条规定:"各级人民政府领导母婴保健工作。母婴保健事业应当纳入国民经济和社会发展计划。"

第一章第五条规定:"为了保障母亲和婴儿健康,提高出生人口素质,国家鼓励、支持母婴保健领域的教育和科学研究,推广先进、实用的母婴保健技术,普及母婴保健科学知识。"

第三章第十四条规定:"医疗保健机构应当为育龄妇女和孕产妇提供孕产期保健服务。"

孕产期保健服务包括以下内容。

(1)母婴保健指导:对孕育健康后代以及严重遗传性疾病和碘缺乏病等地方病的发病原因、治疗和预防方法提供医学意见。

(2)孕妇、产妇保健:为孕妇、产妇提供卫生、营养、心理等方面的咨询和指导以及产前定期检查等医疗保健服务。

(3)胎儿保健:为胎儿生长发育进行监护,提供咨询和医学指导。

(4)新生儿保健:为新生儿生长发育、哺乳和护理提供医疗保健服务。

四、《中华人民共和国妇女权益保障法》

母婴护理师(月嫂)以女性居多,首先要了解妇女权益保障法,保护自己合法权益。

第一章第二条规定:"妇女在政治的、经济的、文化的、社会的和家庭的生活等各方面享有同男子平等的权利。实行男女平等是国家的基本国策。国家采取必要措施,逐步完善保障妇女权益的各项制度,消除对妇女一切形式的歧视。国家保护

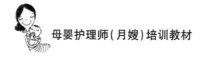

妇女依法享有的特殊权益。禁止歧视、虐待、遗弃、残害妇女。"

第一章第三十四条规定："妇女的人身自由不受侵犯。禁止非法拘禁和以其他非法手段剥夺或者限制妇女的人身自由；禁止非法搜查妇女的身体。"

第一章第三十五条规定："妇女的生命健康权不受侵犯。"

第一章第三十六条规定："禁止拐卖、绑架妇女；禁止收买被拐卖、绑架的妇女；禁止阻碍解救被拐卖、绑架的妇女。"

第一章第三十七条规定："禁止卖淫、嫖娼。禁止组织、强迫、引诱、容留、介绍妇女卖淫或者雇用、容留妇女与他人进行猥亵活动。"

第一章第三十八条规定："妇女肖像权受法律保护。"

第一章第三十九条规定："妇女的名誉权和人格尊严受法律保护。禁止用侮辱、诽谤、宣扬隐私等方式损害妇女的名誉和人格。"

五、《中华人民共和国未成年人保护法》

第一章第三条规定："国家根据未成年人身心发展特点给予特殊、优先保护，保障未成年人的合法权益不受侵犯。"

第一章第五条规定：保护未成年人的工作，应当遵循下列原则。

（一）尊重未成年人的人格尊严；

（二）适应未成年人身心发展的规律和特点；

（三）教育与保护相结合。

母婴护理师（月嫂）实际工作中，与婴儿接触最多。必须注意以下方面。

1.保护婴儿的身心健康和安全。

2.不侵犯婴儿肖像权。

六、《中华人民共和国职业教育法》

第一章第三条规定："职业教育是国家教育事业的重要组成部分，是促进经济、社会发展和劳动就业的重要途径。国家发展职业教育，推进职业教育改革，提高职业教育质量,建立、健全适应社会主义市场经济和社会进步需要的职业教育制度。"

第一章第四条规定:"必须对受教育者进行职业道德教育,传授职业知识,培养职业技能,进行职业指导,全面提高受教育者的素质。"

第一章第八条规定:"实施职业教育应当根据实际需求,同国家制定的职业分类和职业等级标准相适应,实行学历证书、培训证书和职业资格证书制度。国家实行劳动者在就业前或者上岗前接受必要的职业教育的制度。"

母婴护理师(月嫂)要选择专业机构,完成职业培训,获得专业技能,取得职业培训证书,持证上岗。

 习题

1.母婴护理师(月嫂)的基本职业道德是什么?

2.母婴护理师(月嫂)要注意哪些基本礼仪?

3.母婴护理师(月嫂)的岗位职责是什么?

4.母婴护理师(月嫂)日常工作中应掌握哪些安全常识?

5.为什么倡导签订书面劳动合同?

6.妇女享有哪些基本权利?

7.母婴护理师(月嫂)如何保护未成年人的权利?

第二章　女性生理知识

第一节　女性生殖系统解剖

为了更好地护理产妇,母婴护理师(月嫂)要全面了解女性的身体结构,特别是与分娩密切相关的生殖系统结构和功能。

女性生殖器分为内、外两部分(图2-1、图2-2)。

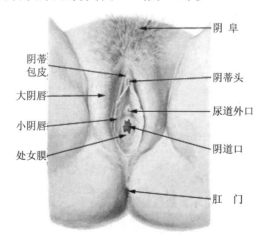

图2-1　女性外阴示意图

外生殖器即外阴部分,是重要的女性性器官,是接受性刺激的感受器,也是女性性功能的表达器官。外阴有丰富神经末梢分布,对触觉有极端的敏感性,是女性重要的性感区。抚摸外阴可诱发性欲、性冲动,以致出现性的高潮。

内生殖器包括:阴道、子宫、输卵管和卵巢。

(1)阴道:位于外阴与子宫之间,是连接外阴与子宫的通道,既是性交的器官,也是排出经血和娩出胎儿的通道。

(2)子宫:子宫是生成月经、孕育胎儿的器官,位于骨盆腔中央,形似倒置的梨形,呈前倾前屈位。子宫的上部较宽,称子宫体,下部较窄,呈圆柱状,称子宫颈。子宫借助韧带以及盆骨底肌肉和筋膜的支托作用,维持在盆腔的正常位置。

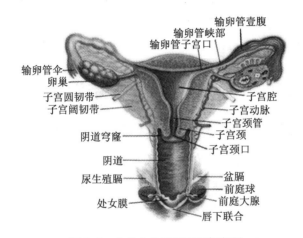

图 2-2　女性内生殖器正面解剖图

(3)输卵管:输卵管是一对细长而弯曲的管,是精子与卵子相遇的场所,其内侧与子宫角相连,外端游离,与卵巢接近。

(4)卵巢:卵巢是一对扁椭圆形腺体,是女性的性腺器官,产生卵子和激素。卵巢从女性青春期开始排卵。

女性生殖器侧面解剖图见图 2-3。

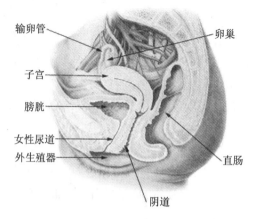

图 2-3　女性生殖器侧面解剖图

第二节　女性青春期生理特点及保健

青春期是个体发育非常重要的过程。母婴护理师（月嫂）要了解女性青春期的生理特点及保健等基本常识，更好地普及女性日常保健知识。

对于女性，青春期是指从月经来潮到生殖器官逐渐发育成熟的时期，一般是10~18岁。

一、青春期的生理特点

身体及生殖器官发育很快，第二性征形成，开始出现月经。

1.全身发育

随着青春期的到来，全身成长迅速，逐步向成熟过渡。

2.生殖器官的发育

随着卵巢发育与性激素分泌的逐步增加，生殖器各部也有明显的变化，称为第一性征。外生殖器从幼稚型变为成人型，阴阜隆起，大阴唇变肥厚，小阴唇变大且有色素沉着，阴道的长度及宽度增加，阴道黏膜变厚，出现皱襞；子宫增大，尤其子宫体明显增大,使子宫体占子宫全长的 2/3;输卵管变粗,弯曲度减少;卵巢增大,皮质内有不同发育阶段的卵泡,使表面稍有不平。

3.第二性征

是指除生殖器官以外,女性所特有的征象。此时女孩的音调变高,乳房丰满而隆起,出现腋毛及阴毛,骨盆横径的发育大于前后径的发育,胸、肩部的皮下脂肪更多,显现了女性特有的体态。

4.月经来潮

月经初潮是青春期开始的一个重要标志。由于卵巢功能尚不健全,故初潮后月经周期也无一定规律,须经逐步调整才接近正常。

二、月经

是指每月一次的有规律的阴道流血。月经是女性独特的生理特征,也是女性性功能成熟的一项标志。

1.月经的产生

卵巢可分泌性激素。随着卵巢激素周期性变化,子宫内膜也发生相应的周期性变化,即子宫内膜逐渐由薄变厚,血液供给及营养更加丰富,为受精卵着床发育奠定基础。如果不发生受精和孕卵着床,子宫内膜腺体则萎缩,内膜缺血、坏死、脱落,排出体外,形成月经。每一次月经血排出后,新的内膜又开始增生,形成一个新的月经周期。

2.月经的表现

月经第一次来潮称为初潮。初潮年龄为 11~16 岁,多数为 13~15 岁。两次月经第一天的间隔时间,称为月经周期。一般为 28~30 天,提前或延后 3 天仍属正常。月经持续的天数称为月经期,一般为 3~7 天。月经量为 30~50 毫升,一般认为每月月经量多于 80 毫升即为病理状态。青春期少女月经来潮,开始常不规则,以后逐渐正常。经血呈暗红色,其主要特点是不凝固。

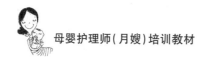

三、青春期保健

青春期生理变化很大,思想情绪也常不稳定,应注意其身心健康及保健。

(1)保持心情开朗。

(2)养成良好的卫生习惯。

(3)注意经期保养。

(4)做到劳逸结合。

(5)饮食清淡营养。

(6)保持乳房健美。

第三节　女性产褥期生理特点及保健

母婴护理师(月嫂)工作,主要是在产褥期为产妇及新生儿服务,所以必须了解产褥期女性的生理特点和保健知识,更专业地为客户服务。

产褥期是指产妇自从胎儿及其附属物娩出到全身器官(除乳房外)恢复至非妊娠状态,其时间需6~8周。

一、产褥期的生理特点

1.子宫恢复

分娩后,子宫收缩,子宫底与脐部平齐,以后,每日下降1~2厘米,10日左右降入骨盆,在腹部不能摸到子宫。6~8周子宫恢复至正常大小。

2.恶露

产后经阴道排出的分泌物,内含血液、坏死蜕膜组织及黏液,称为恶露。最初3天的恶露为血性,含有大量血液、血块及坏死的蜕膜,称为血性恶露或红恶露。而后恶露呈淡红色,血液减少,称为浆液性恶露。产后10~14天转为白色,主要是白血球及细胞,称为白恶露。恶露可持续2~3周(于3周左右干净),正常恶露是由多到少,由红变白,有血腥味但无臭味。若持续时间长并混有恶臭,则表示子宫复原不好或子宫内有残留胎盘胎膜或感染,应到医院进行检查。

3.乳房

分娩后,雌激素及孕激素水平骤降,泌乳激素分泌增多。产后2~3天乳房开始充血,肿胀,变硬。产妇可感乳部胀疼,灼热,体温可升高,至38℃,称泌乳热,1~2天后,乳汁可开始畅流,肿胀消失,体温可恢复正常。婴儿吸吮可促进乳汁分泌,同时,婴儿吸乳时,节律性刺激乳头,常可引起子宫收缩,促进子宫恢复。

4.体温

产后24小时内,体温略升高,这是因为分娩期间,产妇体力大量消耗。产后3~4天,乳房充盈,常伴有低热,一般不超过38℃,可自行恢复。如有感染,则体温可继续升高。

5.产褥汗

妊娠期母体潴留水分较多,分娩后,皮肤汗腺分泌旺盛,出汗较多,尤以睡眠初醒时更为明显,数日后好转。

6.排泄

产褥初期,尿量增加,以排出妊娠期母体潴留的水分。有的产妇因产程较长,膀胱受压较久,易发生尿潴留,加之会阴疼痛,引起膀胱括约肌痉挛,可造成排尿困难,易引起泌尿系统感染。故产后应鼓励自解小便。

7.消化系统

分娩后胃肠恢复原来位置,胆汁易于排空,食欲好转。但腹肌及盆腔肌肉松弛,易发生便秘。

8.外阴

阴道壁及外阴也慢慢恢复其紧张度。小的伤口可在1~2周内恢复。大的裂伤或切开术口经缝合后5天拆线,在未拆线之前一定要做好消毒,3周后可完全

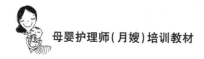

愈合。

9.皮肤

妊娠期留下的色素沉淀现象，如乳头、乳晕着色、面部褐斑、腹部黑中线等，都会逐渐消失。腹壁紧张度一般在产后6周左右恢复，皮肤除留下永久性白色妊娠纹外，外观恢复正常。

10.生殖机能的恢复

产后第一次来月经因人而异。一般在哺乳期，由于泌乳素可抑制卵巢的排卵，因此多在6个月或一年以上才恢复月经。营养和健康状况良好者，平均产后闭经3~6个月，个别女性哺乳期不闭经。不哺乳者产后1个月就可能来月经。要尽早采取避孕措施。性生活一般于产后42天，即恶露完全干净后，再过3天方可开始，初期宜用避孕套。产后3个月去原手术医院放宫内节育器，因为一旦受孕做人工流产时，就可危及生命。

二、产褥期的保健

（1）摄入均衡营养。

（2）认真卫生清洗。

（3）合理安排日常生活。

（4）产后积极康复训练。

（5）保持愉快心情。

（6）科学哺育新生儿。

 习题

1.简述女性生殖系统的组成。

2.概括女性青春期生理特点及保健要点。

3.概括女性产褥期生理特点及保健要点。

4.月经有哪些特点？

_____

_____

_____

第二部分

初级职业技能

第三章　胎儿生长发育与分娩常识

第一节　胎儿的生长发育

胎儿是从受精卵开始,要在母体子宫内经过 10 个月的生长发育的胎体。母婴护理师(月嫂)要了解胎儿生长发育的各期特点。

前 3 个月是胎儿生长的关键时期,受精卵逐渐分裂成一个完整的、尚未成熟的胎儿。中间 3 个月,胎儿生长迅速,每月大约增长 5 厘米。后 3 个月,胎儿迅速增重,达到出生时平均体重为 3.4 千克、体长 50 厘米。

第一个月

受精卵在子宫内膜着床,并从母体中吸收养分,开始发育。3 周后期长 0.5~1.0厘米,体重不及 1 克。肉眼可以看出外形,但无法明显地区分胚胎头部和身体。

第二个月

怀孕满 7 周之时,胚胎身长约 2.5 厘米,体重约 4 克。心脏、胃、肠、肝脏等内脏及脑部开始分化,手、足、眼、口、耳等器官已形成,越来越接近人的形体,但是小身大头。

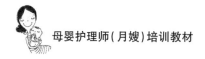

第三个月

胚胎可正式称为"胎儿"了。胎儿的身长为7.5~9厘米,体重约20克。尾巴完全消失,眼、鼻、口、耳等器官形状清晰可辨,手、足、指头也一目了然,几乎与常人完全一样。内脏更加发达,肾脏、外阴部已经长成,开始制造尿道及进行排泄作用,而胎儿周围会充满羊水。

第四个月

在15周后期,胎儿的身长约为16厘米,体重约120克。此时完全具备人的外形,由阴部的差异可辨认男女,皮肤开始长出胎毛,骨骼和肌肉日渐发达,手、足能做些微的活动,内脏大致已完成,心脏脉动活泼,可用超声波听诊器测出心音。

第五个月

此时期结束时,胎儿的身长约为25厘米,体重在250~300克。头的大小约为身长的三分之一,鼻和口的外形会逐渐明显,而且开始长头发与指甲。全身被胎毛覆盖,皮下脂肪也开始形成,皮肤呈不透明的红色。心脏的脉动也增强,力量加大,如是女婴,则阴道发育成形。骨骼、肌肉进一步发育,手、足运动更活泼,母体开始感觉胎动。

第六个月

胎儿身长30厘米,体重600~750克。骨骼更结实,头发更长,眉毛及睫毛开始长出。脸形也更清晰,但仍然很瘦,全身都是皱纹。皮脂腺开始具有分泌功能,并长出白色脂肪般的胎脂,覆盖在皮肤表面。而胃肠会吸收羊水,肾脏排泄尿液,已经完成出生的准备。

第七个月

胎儿身长36~40厘米,体重1000~1200克。上下眼睑已形成,鼻孔开通、容貌可辨,但皮下脂肪尚未充足,皮肤呈暗红色且皱纹多。脸部会形同老人一般。脑部开始发育,并可自行控制身体的动作。男胎的睾丸还未降至阴囊内;女胎的大阴唇也尚未发育成熟。胎儿尚未完全具备对体外生活的适应能力,若在此时出生,护理不佳者会发育不良或死亡。

第八个月

胎儿身长 41~44 厘米,体重 1600~1800 克。身体发育已算完成,肌肉发达,皮肤红润,但脸部仍然满布皱纹,神经系统开始发达,对体外强烈的声音会有所反应。胎儿的动作会更活泼、力量更大,甚至有时会用力踢母亲的腹部。此时胎儿的头部朝下才是正常的胎位。大致上,胎儿已具备生活于子宫外的能力,但孕妇仍须特别小心。

第九个月

胎儿身长为 47~48 厘米,体重 2400~2700 克,可见完整的皮下脂肪,身体圆滚滚相当可爱。脸、胸、腹、手、足的胎毛逐渐稀疏,皮肤呈光泽的粉红色、皱纹消失,而指甲也长至指尖处。男婴的睾丸下降至阴囊中,女婴的大阴唇开始发育,内脏功能健全,肺部机能调整完成,可适应子宫外的生活。

第十个月

胎儿身长 50~51 厘米,体重 2900~3400 克。皮下脂肪继续增厚、体型圆润、皮肤没有皱纹、且呈现光泽的淡红色。骨骼结实、头盖骨变硬,指甲越过指尖继续向外长,头发长出 2~3 厘米。内脏、肌肉、神经等非常发达,已完全具备生活在母体之外的条件。胎儿的身体长约等于头长的 4 倍,头部在正常状况下是嵌于母体骨盆之内,活动力比较受限。

第二节　分娩的先兆

母婴护理师(月嫂)要学会发现分娩的先兆,以便适时建议孕妇及其家人到医院就诊。分娩的先兆包括以下几种。

(1)腹部阵痛。由于子宫的收缩,孕妇腹部会有拉紧的感觉。阵痛是有规律的,最初大约相隔 30 分钟,渐渐时间会缩短。阵痛开始后便应做好去医院的准备。

(2)见红。随着有规律的宫缩,当子宫颈慢慢张开时,会从阴道排出少量带血的黏液,称为"见红",这是临产的先兆。

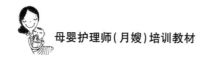

(3)破水。当羊膜破裂时,会从阴道流出透明的羊水,量可多可少。一旦出现破水,应立即让孕妇平卧,并及时送医院,以防引起脐带脱垂或使胎儿受到感染。

第三节　分娩过程及护理

分娩是从规律宫缩到胎儿、胎盘娩出的过程,总产程分为 3 个阶段。母婴护理师(月嫂)要了解各产程特点,做好不同阶段的产妇护理工作。

一、了解产程

第一产程:从规律宫缩到宫颈口完全开大。初产妇平均需要 10~12 小时,经产妇需要 6~8 小时。根据宫口开大的速度,第一产程分为潜伏期和活跃期。从规律宫缩到宫口放大 3 厘米,称为潜伏期。宫口开大的速度是每 4 小时平均开大 1 厘米;从宫口开大 3 厘米到宫口开大 10 厘米,称为活跃期。宫口开大的速度是每小时平均开大 1 厘米。

第二产程:从宫口开大 10 厘米到胎儿娩出。初产妇平均需要 1~2 小时,经产妇 0.5~1 小时。

第三产程:从胎儿娩出到胎盘娩出。一般需要 10~15 分钟。

二、护理

1.协助孕妇调整好心态,以主动、配合的态度争取顺利分娩

在临产后第一产程早期,能吃就吃,可以吃巧克力、酸奶、稀饭等流食或半流食;能喝就喝,可以喝果汁、牛奶等;能睡就睡,争取时间尽可能多休息,养精蓄锐,保持良好的精力和体力。

2.指导产妇采用正确的阵痛呼吸法

采用胸式呼吸,深而慢。宫缩开始和结束时用鼻子吸气,用嘴呼气。同时帮助

按摩腹部、腰骶部,与呼吸相结合。这样可以使宫缩带来的疼痛有所缓解。

3.指导丈夫在每次宫缩时给予妻子安慰和支持

要用赞扬的话语去鼓励、抚慰她,并提醒她在宫缩时放松,用阵痛呼吸技巧来调节呼吸,稳定产妇的情绪。

4.提醒产妇定时排空膀胱

在她起床活动时,守在她的身旁,帮助丈夫(家人)一起搀扶产妇采取行走、站立、半坐等体位,最好不要一直平躺。

5.提醒产妇注意胎儿安全

宫口逐渐开全时,由于胎头压迫盆底和直肠,而引起反射性反应,产妇出现便频感,要注意胎儿安全。随着第一产程的产痛明显减轻,产妇不由自主地向下用力,医务人员检查后会告诉产妇,宫口开全了,这时分娩将进入第二阶段。

6.指导产妇在第二产程中做好配合

产妇在胎头娩出时应与医护人员密切配合,防止发生会阴的严重裂伤。在接近宫口开全时,宫缩间歇时间缩短至2~3分钟,持续时间延长到40~60秒,产妇会本能地深呼吸,向下用力,这样做对胎儿没有损伤,但产妇很辛苦。此时产妇不要有太多的活动,在宫缩间歇时闭眼休息,保存体力,以便全力配合医护人员工作,使胎儿分娩顺利完成。

7.指导产妇在新生命诞生后注意"三早原则"

(1)早开奶:让新生儿越早开奶越好,这样不但能使孩子很快建立吸吮反射,另外还能促进母亲子宫的收缩,减少出血。

(2)早接触:与母亲皮肤亲密接触。母亲的体温和心跳声、温柔的抚摸、轻轻的呼唤,对新生儿都有益处。此时的婴儿大部分是睁着眼睛觉醒状态。

(3)早吸吮:在母亲怀抱里的婴儿很快就会有觅食的动作,十几分钟或半小时后,就可以在助产士帮助下开始吸吮了。

8.讲解第三产程,让产妇了解、安心

胎儿娩出后,助产人员会给产妇药物促进子宫收缩,使胎盘娩出。这时的宫缩相对来说是无疼痛的。随后,医生会给孕妇收拾整洁,如外阴有裂口,则会做局部

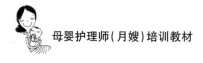

的缝合。此时子宫会收缩变硬,呈球状。产妇可安心休养。

第四节　分娩物品的准备

母婴护理师(月嫂)、家人都要牢记孕妇预产期,尽量在孕中期将分娩后产妇和新生儿的所需物品准备齐全,放置于固定地点,方便随手拿取;并于产前准备好分娩的经费,选择好到分娩场所的交通工具和最佳路线等。

一、产妇的物品准备

产妇所需的物品包括:产妇的一切产前资料(身份证、医保卡、健康手册);合适的胸罩,垫于胸罩内的防溢乳垫;根据气候和冷暖准备吸水性强和柔软舒适的衣服、内裤、帽子或头巾、鞋袜;餐具以及弯头吸管、毛巾、卫生巾、卫生盆、成人护理垫、吸奶器、手机、充电器等生活用品。

二、新生儿的物品准备

新生儿所需的物品包括:根据季节特点准备单布或绒布包被、毛巾被(毛毯、棉被);宽大、便于穿脱的无扣纯棉衣服(新生儿阶段也可选用连身衣裤)、纸尿裤或多块柔软、吸水性好的尿布、小毛巾、围嘴;1段婴儿配方奶粉,数个能消毒的标有刻度奶瓶及奶嘴(奶嘴选用母乳化的低流量的,以备母乳不足或不宜母乳喂养时,给婴儿喂水或奶)、奶瓶刷、婴儿专用小勺和小碗;爽身粉、湿纸巾、消毒棉签、75%酒精、婴儿专用卫生盆等,这些物品需要带到医院使用。其他如:奶具消毒锅、婴儿专用护肤露、浴液、洗发液、抚触油、脸盆、浴盆、浴网及其他洗澡用物,及新生儿指甲刀,四周有围栏的婴儿床,软硬适中的婴儿枕及早教用品等,可放在家中,新生儿出院回家后会用到。

表 3-1　产妇的物品准备

资金	现金、银行卡
产前资料	身份证、医保卡、健康手册
衣物	胸罩、防溢乳垫、内裤、睡衣、帽子(头巾)、鞋、袜
生活用品	餐具、弯头吸管、水杯、毛巾、卫生巾、卫生纸、卫生盆、成人护理垫、吸奶器、手机、充电器

表 3-2　新生儿的物品准备

	衣物	开襟婴儿服、包被、褥子、小毛巾、围嘴
医院	生活用品	1 段婴儿配方奶粉、奶瓶、奶嘴、奶瓶刷、奶瓶夹、婴儿专用小勺、小碗、尿不湿、隔尿垫、湿纸巾、护臀霜、爽身粉、消毒棉签、75%酒精、婴儿专用卫生盆、脸盆
居家	生活用品	婴儿专用护肤露、抚触油、浴液、洗发液、浴盆、浴网、新生婴儿指甲刀、婴儿床、婴儿枕、奶具消毒锅、早教用品

习题

1.简述胎儿早期、中期、晚期的发育特点。

2.分娩的征兆有哪些?

3.分娩分哪三个产程?护理要点是什么?

4.需要带到医院的分娩用物品有哪些?

第四章　产褥期日常护理

【本章学习内容】

1.掌握母婴居室的消毒与清洁方法。

2.熟知母乳喂养与乳房护理基础知识。

3.掌握产妇卫生清洗护理技能。

4.学习产妇均衡营养配餐与常用催乳汤制作。

5.了解新生儿生长发育特点与人工喂养方法。

6.掌握新生儿用品的清理、消毒与日常护理技能。

7.熟练掌握新生儿专业护理与洗澡技能。

第一节　母婴居室的消毒与清洁

产妇分娩后,大部分时间在室内调养。母婴护理师(月嫂)要照料产妇与新生儿的居室,保持卫生洁净、空气清新、温度适宜。

一、室内清洁消毒

清洁消毒前,请产妇及新生儿离开通风房间,然后用湿润的抹布(拖布)进行室内除尘,清理杂物,整理卧具。用1:500的84消毒液喷洒地面,并擦拭桌椅等室内用具,10~30分钟后开窗通风。

注意事项如下。

（1）严格按照消毒液说明书调配浓度，浓度不宜过高。

（2）消毒时，服务人员应戴塑胶手套。

（3）如家中另有幼儿，应妥善保管消毒液，以免造成误食。

（4）通风消毒后，室温不应与其他房间相差过大。

（5）也可选用省级以上安检合格的其他消毒剂，按产品说明配制浓度、消毒。

二、室内通风

打开房间门窗使空气对流，至少 20 分钟，若消毒液气味未散尽，可继续通风至无味。如果消毒液水汽滞留在空气中，吸入后会损害人体的呼吸道系统。

三、通风后调节温湿度

待室温达到 22℃～26℃、湿度为 45%～60% 时，请产妇及新生儿进入，然后按同样的程序对其他房间进行通风换气。

四、注意事项

（1）室温在 22℃～26℃，相对湿度 45%～60%，自然光照（避免阳光直射）的条件下，产妇、新生儿感觉最舒适。可以用冷暖空调调节室温，用加湿器调节湿度，也可以在室内放一盆水以增加空气湿度。

（2）由于产妇出汗较多，所以要避免穿堂风，不宜直吹电风扇和空调风，以免受凉。

（3）产妇房间不宜放置过多花卉，尤其不宜摆放芳香花木及开花植物，以免引起产妇和新生儿过敏反应。

（4）产妇家中不宜养宠物，如有猫、狗等宠物，应提前给宠物打疫苗。

（5）产妇房间保持相对安静，但不要过于安静，可适当放柔和的背景音乐，有

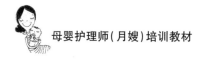
利于产妇和新生儿休养。

第二节　母乳喂养指导

母乳喂养是世界上最古老最有效的喂养方式,现在全世界倡导母乳喂养。母婴护理师(月嫂)应指导健康产妇母乳喂养新生儿。具体从以下几个方面指导。

一、母乳喂养的优点

(1)新生儿不易感染疾病。来自母体的抗体可以增强婴儿的免疫力。

(2)有利于新生儿消化。母乳中的酶和其他物质既利于小儿消化又利于营养物质的吸收,是新生儿的最佳食品。

(3)绿色、安全、环保。经济方便、温度适宜、新鲜不受细菌污染。

(4)增进母子关系。母乳喂养是母子情感交流的最佳方式。

(5)有益于婴儿大脑发育。母乳中含有婴儿大脑发育所必需的各种氨基酸。

(6)促进婴儿智力早期开发。哺乳过程中母亲的声音、心音、气味和肌肤的接触都能刺激婴儿大脑,促进早期开发。

(7)预防婴儿肥胖。母乳喂养可防止以后的儿童期肥胖。

(8)有助于母亲健美塑身。母乳喂养可以消耗孕期囤积的脂肪,更好地帮助母亲恢复美好身材。

(9)促进产妇产后康复。哺乳有利于子宫收缩、恶露排出,促进产褥期子宫恢复。

(10)有益于母亲的健康。哺乳不仅可促进子宫收缩、减少阴道流血,还可以减少乳腺癌和卵巢癌的发生概率,并且哺乳期闭经有助改善贫血。

二、成功进行母乳喂养的方法

分娩后第一周为产妇与新生儿的磨合期,新妈妈成功母乳喂养的方法是:早开奶,勤吸吮,按需哺乳。

（1）早开奶。新生儿出生后半小时内进行,这是开奶的最佳时间,此时新生儿吸吮最有力。早期不宜用奶瓶喂奶,防止新生儿产生乳头错觉,拒绝母乳,导致母乳喂养失败。

（2）勤吸吮。母乳的产生是泌乳激素、泌乳反射共同作用的结果。随着婴儿的出生,胎盘的娩出,泌乳激素被释放,使得乳汁开始分泌(图4-1)。由于婴儿吸吮乳头不断刺激母亲的中枢神经系统,产生泌乳素,引起泌乳反射,乳汁越吸越多,越吸越旺。

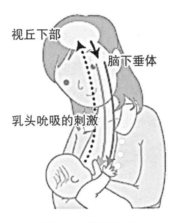

视丘下部

脑下垂体

乳头吮吸的刺激

图 4-1　泌乳机制

（3）按需哺乳。早期没有时间和次数的限定,只要产妇乳房胀了,婴儿饿了,都可以随时喂。大多出生后1~7天,每1~2小时喂哺一次,或者更多,每次约10分钟。满月时90%的婴儿可以建立起适合自己规律的、基本稳定的喂养习惯和时间,2~3小时喂哺一次,每次20分钟左右。

三、产后不同时期所泌乳汁

（1）初乳。产后7天内所分泌的乳汁称初乳。初乳量少,每天10~40毫升,色黄略稠,蛋白质为成熟乳2倍以上,脂肪较少。初乳的主要成分为:分泌型免疫球

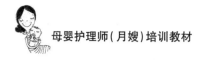

蛋白和补体,维生素 A、牛磺酸和矿物质的含量颇丰富,对新生儿的生长发育和抗感染能力十分重要。

(2)过渡乳。产后 7~14 天的乳汁称为过渡乳。乳量有所增加,脂肪含量最高,蛋白质与矿物质含量逐渐减少。

(3)成熟乳。产后 14 天~9 个月的乳汁为成熟乳。蛋白质含量更低,但每日泌乳总量多达 700~1000 毫升。

(4)晚乳。10 个月以后的乳汁为晚乳。晚乳的总量和营养成分逐渐减少。

各时期乳汁中乳糖含量变化不大。但每次哺乳时,分泌的乳汁前、后段成分不同。前奶的外观较稀薄,富含水分、无机盐、蛋白质,并且含有抗体。婴儿吃了大量的前奶,就得到了所需要的水分和蛋白质。后奶富含脂肪、乳糖和其他营养素,能提供许多热量,使婴儿有饱腹感。因此,哺乳时不要匆忙,切不可将开始的前乳挤掉,也不可未喂完一侧又换另一侧,应该让婴儿尽量吃空一侧再吃另一侧,既吃到前奶又吃到后奶,这样才能为婴儿提供全面的营养。

四、喂奶前的准备

(1)在母乳喂养前,先给新生儿换上干净的尿布,避免在哺乳时或哺乳后给新生儿换尿布,翻动刚吃过奶的新生儿容易造成溢奶。

(2)准备好温水和毛巾,请产妇洗手,然后用温热毛巾为产妇清洁乳房。

(3)乳房过胀时应先挤掉少许乳汁,待乳晕发软时再开始哺喂(母乳过多时采用)。

五、正确喂奶

1.产妇最佳哺乳姿势(图 4-2)

让产妇坐在靠背椅上,背部紧靠椅背,两腿自然下垂达到地面(哺乳侧的脚可踩在小凳上),哺乳侧怀抱新生儿的胳膊下垫一个专用喂奶枕或家用软枕。这种姿势可使产妇哺乳方便而且感到舒适。也可在床上、沙发上哺乳,以产妇舒适为宜。

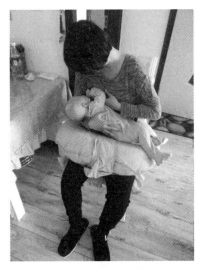

图 4-2　最佳哺乳姿势

2.托抱新生儿方法及含接乳头方法

指导产妇把新生儿头部放在左肘弯,前臂托其背部,手掌及手指托住其腰臀,使新生儿头部与身体保持为直线,身体转向并贴近产妇,面向乳房,鼻尖对准乳头,同时产妇右手成"C"字形托起乳房,帮助新生儿含接乳头(图 4-3)。也可采用食指与中指成"剪刀状"夹住乳房(奶水喷流过急时采用)。

哺乳时用乳头刺激新生儿口唇,待新生儿张大嘴时,迅速将全部乳头及大部分乳晕送进新生儿口中(图 4-4)。按上述含接乳头的方法可以大大减少乳头皲裂的可能性。

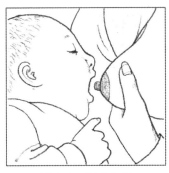

图 4-3　正确上奶

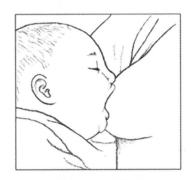

图 4-4　含住乳晕

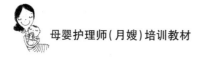

3.哺乳后退出乳头

退奶时不可强行用力拔出乳头,防止乳头拉伤。可用一手指压新生儿下颌,使其张嘴,轻松退出乳头。再挤出一滴奶涂在乳头周围,并晾干。此法可以使乳汁在乳头形成保护膜,预防乳头皲裂的发生。如已发生轻微乳头皲裂,这种方法也可以促使皲裂的愈合。

六、哺乳后拍嗝方法

哺乳后将新生儿竖抱,托抱者肩上铺一块干净的手帕,上身略微后倾,让其趴在抱者身上。用一手托其腰背,另一只手呈空心状从下向上轻拍后背,促使新生儿打嗝,然后再让其躺下安睡(图4-5)。每次3~5分钟未能拍出嗝,则要放在床上休息,让其右侧卧位,以避免呛奶。

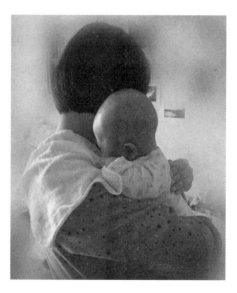

图4-5 拍嗝

七、喂哺的持续时间和频率

持续时间取决于婴儿的需求;婴儿吸空一侧乳房后,再吸吮另一侧;如果婴儿只吸一侧乳房就满足,另一侧则要排空。按需哺乳,母亲忌等到乳房充满乳汁时才进行哺乳。一般出生后24小时内每1~2小时喂一次母乳,也可更多些。2~7天内是母乳的泌乳过程,哺乳次数应频些,间隔不超过3小时。母亲乳汁充盈畅流后,通常24小时8~12次。

八、注意事项

(1)产妇哺乳时,以腰、背、手臂、手腕不疲劳为宜,心情保持愉快,则乳汁排出更顺畅。

(2)促使新生儿有效吸吮。嘴呈鱼唇状,吸吮动作缓慢有力,两颊不凹陷,能听到吞咽声。

(3)新生儿吸吮奶头时间不宜过长,单侧不超过20分钟为宜。

(4)让婴儿先吸空一侧乳房的乳汁,再吸另一侧乳房的乳汁。剩余的乳汁应人工排出或用吸奶器吸出,下次哺乳时则从另一侧开始,每次轮换吸空,这样既能刺激乳汁分泌,又可防止两侧乳房大小不一样。

(5)指导产妇控制婴儿吸奶速度,以免新生儿发生呛奶。

(6)防止乳房堵住新生儿鼻孔而发生窒息。

(7)避免因含接姿势不正确造成乳头皲裂。

(8)双胞胎各吃一个乳房,乳汁不足时,可调制配方奶粉进行补充。

(9)判定母乳是否充足的标准:充足的母乳能使新生儿安静睡眠半小时/次,大便次数达到2~6次/日,呈金色米糊状,小便次数10次/日,体重增长30~50克/日,第一个月增长600~1000克。如果新生儿不能达到以上标准,应该考虑适当添加配方奶。

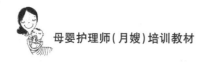

第三节　乳房护理基础

乳房是女性性成熟的重要标志,也是分泌乳汁、哺育后代的重要器官。母婴护理师应熟知乳房护理的基础知识,帮助并指导产妇在哺乳期正确护理乳房。

一、哺乳前乳房护理

1.准备好温度适宜的热水和毛巾,请产妇将双手洗净。

2.使用干净的温热毛巾为产妇清洁乳房,从乳头到乳房根部方向轻轻擦拭,动作轻柔,力度适宜。

3.若产妇乳房肿胀发硬,应先挤掉少许乳汁,待乳晕变软后再进行哺乳。

二、乳房胀痛或出现硬结的护理

先用热毛巾热敷乳房 3~5 分钟,水温 50℃~70℃;然后用双手呈螺旋状按摩乳房(图4-6),一边按摩,一边移动手掌,环绕乳房按摩一周;再从乳房基部朝乳头方向顺序揉压,促使乳腺管通畅,有利于乳汁排出。也可在两次哺乳的间歇期,用新鲜土豆片或绿色包心菜叶进行贴敷护理,以达到缓解胀痛、软化硬结的目的。

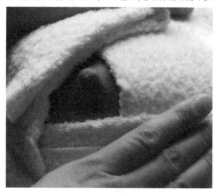

图 4-6　热敷乳房

三、乳头皲裂的护理

乳头出现放射状小裂口(即乳头皲裂)时,应该根据乳头疼痛与裂伤程度,选择继续哺乳、使用吸奶器、硅胶乳头等辅助哺乳或者停止哺乳。

继续喂养时宜减少每次哺乳时间,先让新生儿吸吮健康侧乳头,后吸吮患侧乳头。

如果裂伤过重,疼痛剧烈,可以将乳汁排出或用吸奶器吸出,装入奶瓶喂养新生儿。

如果皲裂较重,疼痛剧烈,也可以暂时用硅胶乳头协助哺乳,每次哺乳后再配合用外置水凝胶,以利痊愈。一旦愈合则不可再用硅胶乳头,因为长期使用硅胶乳头会影响哺乳,水凝胶可以持续使用。

如果皲裂过重,裂伤感染,则需停止哺乳,去医院适当用药治疗,治疗期间注意乳房要每三小时排空一次乳汁。

1.水凝胶使用方法

水凝胶可以防治乳头皲裂。第一次使用时,将水凝胶(图4-7)从包装中取出,凹面向下置于乳头和乳晕上,直到下次哺乳时取下,取下后用清水冲洗干净,用手拍平或晾干,哺乳完再戴上。也可以放到冰箱冷藏后再使用,效果更佳。水凝胶可以多次使用,如在使用过程中发现表面有白膜形成,则说明该水凝胶已不宜使用,需要更换。

2.硅胶乳头的使用方法

第一次使用时,从包装中取出,先进行常规消毒,使用专用的消毒锅,或者用开水烫。将清洁的硅胶乳头(图4-8)放于乳头及乳晕上,哺乳后取下,用清水洗净,然后按

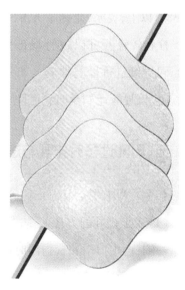

图4-7　水凝胶

上述方法消毒,以备下一次哺乳时使用。

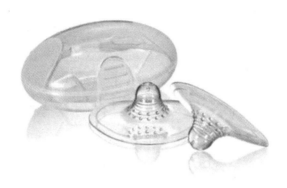

图4-8　硅胶乳头

四、乳腺炎的护理

乳房出现乳头疼痛,局部皮肤发红发热,触摸时有疼痛感和硬结,产妇突然高烧38℃以上,畏寒,患侧腋下淋巴结肿大,压迫有痛感,应考虑可能已患乳腺炎。

症状较轻者可以进行局部热敷,或外敷中药如意金黄散(按药品说明书使用),可继续进行母乳喂养。如果症状较为严重者,高烧39℃以上并伴有寒战症状,就应该提醒产妇及时到医院就诊。

五、母乳过多时排乳方法

新生儿尚未吃空就停止哺乳时,需将剩余乳汁及时排干净。

(1)人工排乳的方法。洗净双手,然后用双手的拇指和其他手指配合轻压在乳晕外侧,再用拇指和食指同时向下挤压,由轻到重,有节奏地挤压放松,将乳汁挤出来。如此数次,反复进行。

也可用吸奶器把剩余乳汁吸出,注意吸乳力度,防止乳头拉伤。每侧乳房吸吮时间不超过30分钟。

(2)排乳结束后,用一滴乳汁涂在乳头周围并晾干,可以有效防止乳头皲裂。

（3）排出母乳的存放。排出的乳汁要放在冰箱中冷藏,这样可保存 24 小时。再次给宝宝食用时,用隔水加热法,热水水位应高过奶位,奶温达到 38℃～39℃ 即可。注意不可把奶烧开,防止破坏营养成分。冷藏奶只可加热一次。

六、乳头凹陷矫正

大部分女性的乳房是坚挺的,而有少数女性(约占 3%)的乳头是扁平或凹陷。乳头短小或内陷会使乳头内的输乳管闭塞和受阻,抑制初乳的分泌,从而引起乳汁淤积,严重者会导致乳房胀痛或继发乳腺炎。因此这些乳头问题必须尽早解决。

母婴护理师(月嫂)可以适当进行乳房按摩护理,再用手法牵拉乳头或用负压法、乳头矫正器等其他辅助工具进行矫正(图 4-9～图 4-11)。

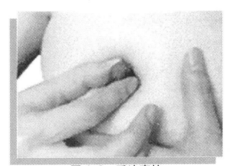

图 4-9　手法牵拉

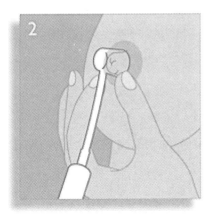

图 4-10　乳头矫正器

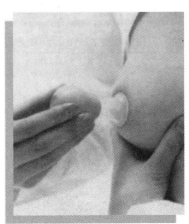

图 4-11　负压法

第四节　产妇卫生清洗护理

产妇分娩后体力消耗较大,身体十分虚弱,初期产褥汗分泌旺盛,加上恶露等分泌物,需要母婴护理师(月嫂)精心照顾,指导产妇做好卫生清洗和专业护理工作。

一、洗浴

1.洗浴前的准备工作

(1)关闭电风扇及空调,关好门窗,避免穿堂风。

(2)调节浴室内温度在 26℃~32℃,调节水温在 39℃~41℃。备好洗浴用品:浴液、洗发液、浴巾、换洗衣物等。

2.洗浴

(1)请产妇进入浴室,用淋浴的方式洗发、洗浴。

(2)若不具备淋浴条件,可帮产妇擦洗身体,然后在相同条件下另行洗发。

3.洗后保暖

洗浴后,帮助产妇穿好衣服,打开浴室门通风。产妇应避开风口,在浴室内暂不外出,待浴室与室温调节平衡时,再离开浴室。然后及时吹干头发,适当补充一杯温开水。

4.注意事项

(1)水温控制适当,不可超过 50℃,以不凉不烫为宜。

(2)注意控制室温,洗澡后不宜马上开空调降低室温和开窗通风,以防产妇感冒。

(3)洗浴期间防止产妇滑倒、摔伤等意外事件。

(4)若自然分娩且无侧切伤口,产妇体质许可,产后 3 天即可淋浴;若自然分娩有侧切伤口,可于产后 7 天进行淋浴;若为剖宫产,则应待腹部伤口愈合后进行淋浴。此前可进行擦浴。

(5)洗澡次数:1~2 次/天即可,每次洗浴时间以 10~20 分钟为宜,避免时间过久,发生虚脱等意外。

(6)擦浴时注意:室内温度与洗澡要求相同,随擦、随脱、随穿,防止感冒。在医院期间擦浴,要屏蔽他人,照顾产妇的心理感受。

(7)产后洗浴禁用盆浴,以免发生生殖道逆行感染。

二、刷牙

刷牙不仅可清除食物残渣、清洁牙齿和口腔,也是促进食欲的一个重要方法。

刷牙时使用孕产妇专用软毛牙刷,用温开水,不可用力过猛,每次刷 2~3 分钟即可。也可以用指刷法刷牙,产妇洗手后,用医用消毒纱布一尺长左右,缠绕产妇的食指,蘸温开水及少量牙膏,清洁口腔。

三、梳头

梳头可去掉头发中的灰尘、污垢,还可刺激头皮,对头皮起按摩作用,促进局部皮肤血液循环,满足头发生长所需的营养,达到防止脱发的作用,另外,梳头还可使人神清气爽、面貌焕然一新,达到美容的效果。

产妇在梳头时要用梳齿较圆滑的梳子,最好用牛角梳,它可起到保健作用。梳头应早晚进行,不要等到头发很乱甚至打结了才梳理,这样容易损伤头发和头皮。

四、洗脚

清洗用的水要温度适宜,洗后擦干双脚,穿棉质袜子,袜口不要太紧,防止影响血液循环。下床行走时宜穿有后帮的、保暖性好、松软的拖鞋。

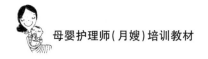

五、会阴清洗

最好是用温开水,卫生盆要专人专用,不能用作其他用途,防止生殖道感染。卧床不便时由母婴护理师(月嫂)为产妇清洗,要求戴一次性卫生手套,使用消毒纱布,最好用流水冲洗,洗后用消过毒的卫生纸吸干水分。注意手套不要接触皮肤,减轻产妇心理压力。产妇自己清洗时,洗前、洗后都要认真洗净双手。

六、恶露护理

(1)观察颜色、血量。通过观察恶露的颜色、气味、血量及持续时间,可以了解子宫恢复情况及其有无感染症状的存在。

(2)及时更换卫生垫巾。

(3)冲洗下身和臀部的血迹。

(4)内裤勤洗勤晒,保持干燥。日光晾晒可以有效杀菌。

七、大小便的护理

(1)顺产产后6~8小时,产妇要主动排尿,如不能排尿,可在下腹部用热水袋敷或用温水熏洗外阴和尿道周围,也可用滴水声诱导排尿。

(2)产妇产后一般肠蠕动较弱,加之产后卧床活动少,进食量发生变化。由于食物中缺乏纤维素、肠蠕动减弱,产妇常发生便秘,此外会阴疼痛也会引起排便困难。为了预防便秘,产妇应多吃蔬菜、水果,力争早日下床活动。

八、衣物及床上用品清洗

产妇分娩后,产褥汗旺盛、身体虚弱、免疫力低下,母婴护理师(月嫂)要勤换、勤洗、勤晒其衣物及床上用品,更换的脏衣物及床上用品应当天清洗完毕。清洗产妇内裤时,应使用专用卫生盆并戴专用塑胶手套,防止交叉感染。有感染情况的产妇的内裤要用符合国家标准的消毒液消毒。

第五节　产妇均衡营养配餐

产妇能否康复如初,为新生儿提供充足的母乳,产褥期的饮食是关键。母婴护理师(月嫂)应了解均衡营养配餐知识,为产妇精心准备月子餐。

一、产褥期的饮食营养

在产后 1~2 天宜吃清淡且易消化的食物,逐渐增加含有丰富蛋白质、碳水化合物及适量脂肪的食物,如奶、蛋、鸡、鱼、瘦肉及豆制品等,此外还要注意补充维生素及矿物,可多吃些新鲜水果和蔬菜。为了防止便秘也要吃些粗粮。产妇需要加强营养,达到营养均衡的目的,但要注意不要营养过剩。

产妇每天具体需要的热量约 3000 卡:包括蛋白质 100~200 克,钙质 2 克,铁1.5毫克。其中每天需要吃主食 500 克,肉类或鱼类 150~200 克,鸡蛋 2~3 个,豆制品 100 克,豆浆或牛奶 250~500 克,新鲜蔬菜 500 克,适当补充水果(每顿饭后吃一个水果——苹果、橘子、香蕉都可以)。这样基本上可满足哺乳期的均衡营养需要。

二、产褥期产妇所需的七大营养素来源

(1)蛋白质:瘦肉、鱼、蛋、乳、鸡、鸭等都含有大量的动物蛋白质,花生、豆类和豆制品等都含有大量的植物蛋白质。

(2)脂肪:肉类和动物油含有动物脂肪,豆类、花生仁、核桃仁、葵花子和芝麻中含有植物脂肪。植物油是日常食用脂肪的主要来源。

(3)碳水化合物:所有的谷物类,白薯、土豆、栗子、莲子、藕、蜂蜜和食糖,都含有大量的碳水化合物。

(4)矿物质:绿叶蔬菜如油菜、菠菜、芹菜、雪里蕻、小白菜中含有铁和钙较多;

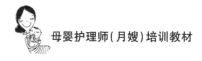
猪肝、猪肾、鱼和豆芽菜中含磷量较高;海带、虾、鱼和紫菜等含碘量较高。

(5)维生素。

维生素 A:鱼肝油、蛋、肝、乳都含较多的维生素 A。菠菜、胡萝卜、韭菜中含胡萝卜素较多,胡萝卜素在人体内可转化成维生素 A。

维生素 B:小米、玉米、糙大米、标准面粉、豆类、肝和蛋中都含有大量的维生素 B,青菜和水果中也含有维生素 B。

维生素 C:各种新鲜蔬菜、柑橘、草莓、柠檬、葡萄、红果中富含维生素 C,尤其鲜枣中维生素 C 含量最高。

维生素 D:鱼肝油、蛋黄和乳类中含量丰富。

(6)膳食纤维:新鲜蔬菜与水果,杂豆类、薯类等粗粮中含量丰富。

(7)水:饮用水、牛奶等饮品,各种粥、催奶汤可为产妇提供充足的水量。

三、产妇宜食的食物

(1)鸡蛋:含有蛋白质,脂肪、卵磷脂、核黄素和钙、磷、铁及维生素 A、维生素 B、维生素 C、维生素 D 等,是很好的营养品,但也不能多吃,每日 2～3 个为宜。

(2)红糖:含有较多的铁、钙等矿物质,有补血和活血功效,并且供给人体热量。然而红糖为粗制糖,杂质较多,饮用前应将其煮开过滤,除去杂质,以免引起消化道疾病。产后喝红糖水 7～10 天为宜,不可久喝。

(3)乌鸡:妇科食疗佳品。乌鸡有补中止痛、滋补肝肾、益气补血、滋阴清热的功效;含有人体不可缺少的赖氨酸、蛋氨酸和组氨酸,能调节人体免疫功能和抗衰老。

(4)鲫鱼:有健脾利湿、和中开胃、活血通络、温中下气的功效,营养非常全面,对于产后脾胃虚弱有很好的滋补作用。

(5)鲤鱼:可滋补健脾、利水消肿、通乳、清热解毒,对辅助缓解产后水肿、浮肿、腹胀少尿、乳汁不通等皆有益处。

(6)猪蹄:营养丰富、味道可口,含有丰富的胶原蛋白,可促进毛发、指甲生长;有利于组织细胞正常生理功能,加速新陈代谢。猪蹄汤还有催乳、美容的作用。

（7）羊肉：羊肉味甘性热，益气补虚、温中暖下，可壮筋骨、厚肠胃、促进血液循环、增温驱寒。适用产后体虚疲劳、腰膝酸软、虚冷、腹痛等症状。

（8）蛤蜊：味道鲜美、物美价廉的海产品，含有蛋白质、脂肪、铁、钙、磷、碘，营养较全，可以帮助产妇抗压舒眠。蛤蜊中的牛磺酸还是促进宝宝脑组织和智力发育必不可少的成分。

（9）鸡肉：具有温中、益气、补精、填髓的功效，可补虚、暖胃、强筋骨。鸡肉中蛋白质的含量比较高、种类多而且消化率高，容易被人体吸收。产妇体虚乳少者，吃鸡肉可滋补强壮。

（10）牛肉：含有丰富的蛋白质和氨基酸，有补血和修复受损组织的作用，能提高机体的抗病能力，肌氨酸含量很高，对增长肌肉增强力量很突出。

（11）牛奶：牛奶中含有丰富的营养元素，非常有益人体健康。磷有益于宝宝大脑发育；维生素 B_2 有助于提高视力；钙可增强骨骼及牙齿强度并促进智力发育；镁能缓解心脏、神经系统疲劳；锌能促进伤口更快愈合。

（12）豆腐：豆腐中含有丰富的蛋白质、脂肪、碳水化合物、钙、磷、铁、维生素及人体需要的 8 种氨基酸等，2 两豆腐中所含的蛋白质相当于一个鸡蛋所含的蛋白质。豆腐属于低热量、低脂肪、高蛋白、不含胆固醇的优质食品。

（13）香菇：香菇素有"山珍"之称，它富含蛋白质、氨基酸、脂肪、膳食纤维和维生素 B_1、维生素 B_2、维生素 C、烟酸、钙、磷、铁等，对人体新陈代谢、提高机体适应能力起很大作用。常用于脾胃虚弱，食欲减退、少气乏力等症状者食用。

（14）竹笋：竹笋为碱性食品，长期食用能调节体内血脂的含量，降低胆固醇、减少腹壁脂肪堆积，是产后妈妈瘦身的理想食品。

（15）酒酿：是蒸熟的糯米拌上酒曲发酵而成的一种甜米酒，在全国各地称呼不同，又叫米酒、甜酒、糯米酒、江米酒等。可提供丰富的微量元素，促进血液循环。

（16）红枣：味甘性温，有补中益气、养血安神、缓和药性的功能。对于产后抑郁、心神不宁等都有很好的缓解功效。

（17）莲藕：熟莲藕能健脾开胃、益血补心、补五脏，有消食、止泻、生肌的功效。莲藕中碳水化合物含量不高，而含维生素 C 和膳食纤维比较丰富，在根茎类食物中

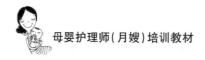

含铁量较高,对产后缺铁性贫血的产妇大有帮助。

(18)核桃:核桃中的磷酸,对大脑神经有良好的保健作用。核桃油含有不饱和脂肪酸,有预防脑动脉硬化的功效。核桃仁中含有锌、锰、铬等人体不可缺少的矿物质,具有补血养气、补肾填精、止咳平喘、润燥通便等功效。核桃和芝麻、莲子同时食用能补心健脑,还能治盗汗。生吃核桃与桂圆肉、山楂能改善心脏功能。

(19)亚麻籽:亚麻籽富含欧米伽3,现代生命科学研究证实,欧米伽3是构成人体脑细胞的核心物质。孕妇通过胎盘、产妇则通过乳汁将摄入的欧米伽3和代谢物DHA、EPA传送给胎儿或婴儿。孕产妇摄入足量的欧米伽3,胎儿或婴儿的脑神经细胞和视神经细胞发育好、数目多、功能强。欧米伽3还具有以下功能:预防产后抑郁症;增强孕产妇身体抵抗力;减轻妊娠反应,减少妊娠纹;预防妊娠性糖尿病、便秘;预防胎儿畸形和先天发育不良;促进泌乳,提高乳汁营养质量;控制孕产妇体重,促进产后皮肤和体形的恢复。世界卫生组织(WHO)建议:妊娠期、哺乳期女性必须摄入足量欧米伽3,每日食用量不低于1克。即孕产妇每日食用亚麻籽油10~15毫升,可满足对欧米伽3的需求。

四、月子餐制作

1.制作前准备

制定月子餐菜谱。产妇在坐月子期间身体处于一个特殊时期,除了补充足够的营养促进产后体力的恢复外,还要哺喂新生儿,因此需要均衡的营养素、多量的汤汁、多样化的主食、丰富的水果蔬菜,总计大约每日3000卡热量的摄入。由于产妇不定时哺乳,这就需要每日增加就餐的次数,一般为每日6餐。每日分为早、中、晚3次主餐和上午10点、下午3点、晚上8点3次加餐。

每天1~2杯牛奶,2~3个鸡蛋;中餐、晚餐一荤菜一素菜一汤,加餐可选择小点心、水果等,早餐和晚上加餐可以选择粥或馄饨等,每天的主食可以多样变化。

母婴护理师(月嫂)可以按照以上原则,并根据产妇的口味协商制定月子餐的食谱。采购时要选择(没有或少有农药污染的)绿色蔬菜水果;在正规商店里购买经过国家检疫合格的肉类。

2.月子餐制作的原则

(1)生熟菜板、刀具、抹布要分开。

(2)食物要松软、可口、易消化。

(3)少食多餐。口味清淡,保证营养。不过快、过度进补。

(4)煲汤主料乌鸡、排骨等可以先焯水洗净,再凉水下锅,大火烧开,小火慢炖,以保持营养成分。

(5)炒菜时应注意色、香、味俱全,清淡不油腻,既有营养又能享受到就餐的快乐。

(6)营养搭配要均衡,注意主食与辅食搭配,干与稀搭配,荤与素搭配。在保证营养的同时,应适当吃些蔬菜和水果。

(7)现做现吃,尽量不吃隔夜食物。

3.制作后处理

(1)将使用过的炊具清洗干净放回原处。

(2)将灶台灶具周围清理干净,清扫地面并用拖布擦干净。

(3)产妇就餐后母婴护理师(月嫂)收拾好餐具,清洗干净,并将可以保留的汤菜加保鲜膜放入冰箱,再次食用时彻底加热。

五、月子餐食谱参考

(1)早晚加餐可选择莲子红枣粥、小米红糖粥、红豆大米粥、小枣紫米粥、红薯玉米粥、荷包蛋、疙瘩汤、鸡汤馄饨、鸡汤蔬菜面等。

(2)主食米饭、馒头、花卷、豆包、糖卷、软面水饺、发面包子、发糕、千层饼等。

(3)汤可选择鲫鱼汤、乌鸡汤、甲鱼汤、花生排骨汤、莲藕猪脚汤、番茄牛肉汤、小白菜肉丸汤、羊肉冬瓜汤等。

(4)素菜可选择白菜豆腐、鸡蛋炒菠菜、胡萝卜豆腐丝、西红柿鸡蛋、清炒莜麦菜、鲜蘑油菜等。

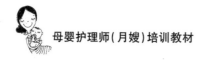

(5)荤菜可选择海带炖肉、芸豆炖排骨等炖煮为主的做法;清炒虾仁、冬笋肉丝等清淡有营养的菜品也非常适宜。

选择科学月子餐,拒绝传统坐月子单调的小米粥、鸡蛋,这样有助于产妇和新生儿的健康。

六、产褥期的饮食注意事项

(1)不要吃冰冷、坚硬的食物,防止损伤胃肠和牙齿。

(2)少食辛辣温燥食物,如辣椒、胡椒、韭菜等,以免引起便秘或痔疮。

(3)少食油炸食物,防止消化不良。

(4)产后不宜过早食用催奶汤(产后3天内不宜吃炖肉汤)。

(5)不吃老母鸡、麦乳精等影响乳汁分泌的食物。

(6)产后1周内不宜服用人参。

(7)不饮浓茶、咖啡;禁烟忌酒。

(8)不食用过咸食品,避免浮肿。

(9)食用红糖应在7~10天内。

七、明确每周饮食目的

第一周:代谢排毒周(饮食以排毒、消肿为主要目的)。

妊娠十个月,产妇身体的新陈代谢发生巨大变化,营养过剩导致身体有大量的废物囤积。随胎儿和胎盘的娩出,废物需要及时清理。子宫也要由产前的1200克左右恢复到孕前的100克左右,就得把恶露排干净。产妇分娩过程中,损失大量体液,同时消耗大量能量,身体非常虚弱疲倦,胃肠蠕动较慢,食物和营养吸收功能尚未恢复,此时大量进补,会影响消化吸收,不利于身体恢复。所以,产后第一周饮食,应以代谢排毒、活血化瘀、利水消肿为主,不要吃大补大热的食物。

代表性食物有:生化汤、红糖水、花生粥、小米粥、红枣白米粥、红小豆薏米粥、黑芝麻糯米粥、南瓜粥;蔬菜汤、西红柿鸡蛋汤、鲫鱼萝卜丝汤、冬瓜虾仁汤、鲤鱼豆腐汤、鸽子汤;雪耳木瓜汤、苹果热奶;鸡汤面条、馄饨面等。

第二周:调理气血周(饮食以清补为主要目的)。

虽然经过一周的调养,产妇身体的废物排泄得较好,需要注重调理气血、帮助子宫收缩,但饮食依然要以清补为主,帮助消化和排便机能的恢复,同时兼顾催乳。可适当多吃些补气补血的食物,如动物内脏等;汤菜以少盐、少油为主,远离油腻;肉类以瘦肉、鱼类、鸡胸肉为主;需要时以白糖、冰糖代替红糖。

代表性食物有:黑米粥、花生百合粥、大枣糯米粥、八宝粥、桂圆枸杞粥;木瓜炖奶、什锦水果羹;黄花菜瘦肉汤、金针菇肉丸汤、黑鱼汤、海带豆腐汤、菠菜猪肝汤、土鸡汤;软面饺子、发面馒头、花卷、香软米饭;西红柿炒鸡蛋、清炒莜麦菜、香油猪腰等。

第三周、第四周:滋补进养周(饮食以进补、催乳为主要目的)。

从第三周开始,产妇可以吃一些增强体力、滋补、催乳的食物了。既要清淡,也要美味。可适当地加葱、姜、花椒、料酒,控制用量,不要太多。以清淡为主,不要过于油腻、过咸。适当多吃新鲜蔬菜和水果,营养均衡不过剩。需要时可合理食用药膳滋补,增加滋补效果,最好在医生指导下进行。

代表性食物有:桂圆大枣糯米粥、枸杞银耳粥、瘦肉粥、红豆薏仁饭、紫薯米饭、黑豆糙米饭、金银卷、发面包子、软面饼、三鲜饺子;香蕉奶昔、橘子山楂炖品;花生猪蹄汤、清炖乌鸡汤、海带排骨汤、胡萝卜牛肉汤、芪肝汤、通草鲤鱼汤;当归炖羊肉、清蒸武昌鱼、口蘑腰片、莴笋炒肉片、西蓝花虾仁、黄花菜炒肉丝、山药炒木耳、清炒空心菜、温拌绿豆芽等。

八、合理的进食顺序

产褥期,饮食顺序也会影响健康。切忌一边吃饭,一边喝汤;更不要汤泡饭,或饭后喝一大碗汤,这样对正常消化非常不利。有的产妇甚至把喝汤当作负担,这样更不利于泌乳。正确的顺序是:汤——青菜——饭——肉,餐后半小时食用水果。要想奶水充盈,最好在喂奶后喝些汤水或奶制品,及时补充体液,为下次哺乳早做准备。

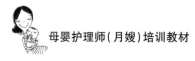

产褥期参考食谱举例

周次	天数	早	加餐	中	加餐	晚
第一周	第1天	小米粥 拌菜泥	红糖水	胡萝卜米粥 蔬菜原汤	红豆汤	二米粥 萝卜丝汤
	第2天	红豆薏米粥 温拌小菜	红糖水	紫米粥 西红柿蛋汤	花生汤	菠菜面片 豆芽鲫鱼汤
	第3天	蛋花面 温拌豆芽	红糖水	青菜疙瘩汤 鲤鱼豆腐汤	黑豆汤	南瓜米粥 小白菜肉片汤
	第4天	莲子百合粥 温拌莴笋丝	红糖水	小白菜虾仁汤包 鸡蛋羹	红枣银耳汤	五谷杂粮粥 青菜鸽子汤
	第5天	红豆糯米粥 黄瓜炒蛋	红糖水 豆沙包	角瓜软饼 黄鱼汤	木瓜炖奶	芹菜粥 口蘑鸡蛋羹
	第6天	馄饨面 蔬菜鸡蛋汤	红糖水 发糕	红豆小米粥 猪肝汤	蔬菜粥	鸡蛋软饼 空心菜肉丝汤
	第7天	白稀饭 西红柿蛋汤	红糖水 苹果软派	软面素馅饺子 荷包蛋水	肉末粥	小米粥 猪腰蔬菜汤
第二周	第1天	鸡蛋面 温拌双丝	红糖水 枣糕	二米烂饭、丝瓜炒蛋 猪肚汤	黄酒煮老姜 蒸山药	豆沙包、小炒豆苗 金针菇肉丝汤
	第2天	黑米粥、蛋羹 温拌海菜	红糖水 红薯饼	小米粥、发糕 墨鱼时蔬汤	黄酒煮老姜 什锦橘子	南瓜饭 青菜排骨汤
	第3天	莲子百合粥、煎蛋 温拌豆芽	红糖水 蒸山芋	糙米软饭、炒茄子 三鲜汤	黄酒煮老姜 蒸苹果	千层饼、清炒莜麦菜 猪腰汤
	第4天	小米粥、煮蛋 温拌莴笋丝	红豆汤 面包	芹菜肉包子 莴笋蛋花汤	馄饨面 葡萄奶昔	紫米软饭 海带排骨汤
	第5天	疙瘩汤 黄瓜炒蛋	红枣银耳汤 板栗饼	牛奶软饼、清炒角瓜 猪肝汤	八宝粥 冰糖雪梨	二米饭 冬瓜肉丸汤
	第6天	红枣糯米粥 蔬菜鸡蛋汤	黑豆汤 香蕉派	红豆小米粥、发面饼 丝瓜鲤鱼汤	玉米鸡蛋羹 奇异果	薏米饭、百合西芹 豆芽血豆腐汤
	第7天	蔬菜面条 西红柿蛋汤	桂圆莲子汤 豆沙饼	软面素馅饺子 猪心汤	黑米粥 蓝莓酸奶	糙米饭、清炒西兰花 萝卜棒骨汤

续表

周次	天数	早	加餐	中	加餐	晚
第三周	第1天	鸡肉馄饨 芹菜花生米	肉末粥 冰糖煮山楂	糙米饭、清炒茼蒿 黄酒炖鸡	鸡蛋羹 水晶虾饺	发糕、香菇炒油菜 海带排骨汤
	第2天	红薯粥、白蛋 虾皮拌角瓜	红枣银耳粥 山药饼	小白菜鸡蛋包子 冬瓜羊肉汤	苹果奶昔 奶黄包	香米饭、木须肉 通草鲫鱼汤
	第3天	白米粥、虾仁蛋羹 温拌土豆丝	素馅馄饨 什锦苹果	紫米饭、炒三丝 萝卜炖牛肉	肉松面包 木瓜炖奶	薏米饭、清炒豆苗 山药炖鸡
	第4天	紫米粥、煎蛋 温拌莴笋丝	蛤蜊蛋羹 小花卷	红豆米饭、虾仁木耳菜 猪肚汤	肉末粥 葡萄草莓	双面馒头、荷塘小炒 萝卜羊肉汤
	第5天	小白菜肉丝面 角瓜炒蛋	木瓜西米露 面包	南瓜馒头、油菜香菇 黄花炖猪脚	黑米粥 清蒸凤爪	白饭、虾米萝卜丝 鲤鱼豆腐汤
	第6天	甜糯米粥、蛋饼 番茄炒卷心菜	银耳枸杞汤 豆沙包	二米饭、清炒甘蓝丝 清炖乌鸡	虾仁鸡蛋羹 什锦火龙果	南瓜米饭、清炒红苋菜 猪肚汤
	第7天	蔬菜面条 西红柿蛋汤	肉末粥 香蕉奇异果	金银花卷、炒豆芽 胡萝卜牛尾汤	红枣粥 蒸板栗	红豆米饭、清蒸山药 芸豆炖梁骨
第四周	第1天	莲子百合粥、煎蛋 温拌双丝	米酒枸杞 小圆子汤 蒸紫薯	薏米饭、清炒莜麦菜 香菇炖鸡	黑芝麻糯米粥 水晶虾饺	发糕、香菇炒油菜 双色萝卜排骨汤
	第2天	瘦肉粥、蒸山药 清炒豆芽	五彩面片 香蕉奶昔	鲅鱼饺子 紫菜蛋花汤	菠菜瘦肉粥 南瓜饼	二米饭、酿香菇 西蓝花炒虾仁
	第3天	鸡蛋面、奶香土豆泥 香蓉茼蒿	红豆汤 椰蓉奶香饼	紫米饭、清炒西芹百合 鸽子汤	椰蓉蛋糕 葡萄奶昔	糖三角、丝瓜肉片 富贵豆腐盒
	第4天	小米粥、芹菜肉包 清炒黄瓜	肉丝鸡蛋羹 小糖包	南瓜豆沙包 清炒木耳菜 通草猪蹄汤	烧卖 紫菜鸡蛋汤	打卤面、清炒芥菜 珍珠丸子
	第5天	红豆粥、肉末蛋羹 芝麻拌海菜	蔬菜肉末粥 什锦水果拼盘	白米饭头 西红柿炒山药 清蒸武昌鱼	红豆发糕 桂花圆子糖水	白米饭、茄子包 油菜肉丸汤
	第6天	红枣桂圆粥、白蛋 蒜香茄子	花生粥 肉松面包卷	二米饭、清炒甘蓝丝 冬瓜羊肉汤	红枣双耳汤 菜蛋冠饺	紫米饭、虾仁炒角瓜 白灼秋葵
	第7天	黑米粥、糖芋头 麻油头菜丝	紫薯粥 玫瑰松糕	发面饼、清炒芹菜 土豆炖牛腩	枸杞小米粥 蓝莓山药泥	红豆米饭、大白菜炒木耳 黄豆海带汤

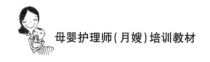

第六节　常用催乳汤制作

当母乳量达不到婴儿需求时,母婴护理师(月嫂)可以通过让产妇科学食用催乳汤进行调理,增加母乳分泌量。

给产妇进食催乳汤的正确顺序是,前三天以适量的蔬菜汤为主,可喝清淡的鱼汤;一周内不要喝浓的炖肉汤。注意防止在产妇的乳腺管没有完全畅通时,过度食用催奶汤,造成乳房弥漫性肿胀。一周后根据产妇的不同情况选择催乳汤,循序渐进增加营养。

一、常用催乳汤做法

1.萝卜丝鲫鱼汤(图4-12)

食材:活鲫鱼1条,萝卜适量,油、盐、葱花少许。

做法:锅内加少许油烧热,放入处理好的鲫鱼,两面煎至微黄,烹入料酒,加高汤或清水、葱段、姜片,盖上锅盖小火炖20分钟后,放入萝卜丝,敞开锅盖旺火继续煮,煮至汤呈乳白色时加盐,再煮3分钟左右,加盐、葱花调味即可。

功效:利水,通便,下乳。

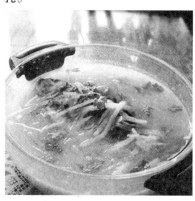

图4-12　萝卜丝鲫鱼汤

2.清炖乌鸡汤(图 4-13)

食材:500 克乌鸡 1 只,时令绿叶蔬菜,姜、葱、盐适量。

做法:把洗净的乌鸡冷水入锅,放入适量姜、葱,大火烧开,小火慢炖,软烂后可加少许盐、时令绿叶菜,调味即可。

功效:产后虚弱,乳汁不足。

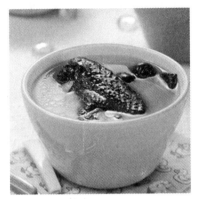

图 4-13　清炖乌鸡汤

3.木瓜排骨汤(图 4-14)

食材:排骨 300 克,木瓜 500 克,姜 3 片。

做法:排骨斩块,焯水后冷水下锅,加生姜 3 片大火烧开,小火慢炖一小时,加入去籽、皮切块的木瓜 500 克 ,炖少许后,至软烂调味。

功效:养血滋阴,催乳。

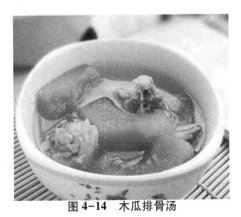

图 4-14　木瓜排骨汤

4.金针菇猪肝汤(图 4-15)

食材:250 克猪肝,100 克金针菇,料酒、姜、葱花、盐适量。

做法:砂锅内加冷水,放入过水的猪肝、酒、姜片煮开,改用小火煲 10 分钟,再加入鲜金针菇略滚一下,加入盐、葱花调味即可。

功效:催乳,益智。

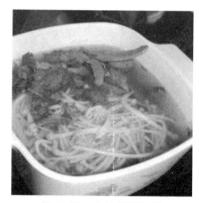

图 4-15 金针菇猪肝汤

5.木耳红枣汤(图 4-16)

食材:黑木耳适量,红枣 10 粒,姜、盐适量。

做法:将适量黑木耳浸软,去头,撕成小块,红枣洗净、拍松、去核,姜两片,加入适量水,大火烧开后,用中火再煮两个小时左右,最后加入适当的盐调味即可。

功效:补益气血,有助下乳。

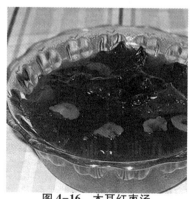

图 4-16 木耳红枣汤

6.海带猪蹄黄豆汤(图4-17)

食材:1 个猪蹄,100 克海带,适量黄豆,料酒、葱姜、香油。

做法:猪蹄洗净斩块,开水烫一下,除去血水,投入冷水锅中,置入姜块,滴入适量黄酒,用大火烧开,小火煲 40 分钟,放入洗干净的海带和发好的黄豆,继续用中火煲 20 分钟。加入盐、味精等调味,淋入香油即成。

功效:利水肿,下乳。

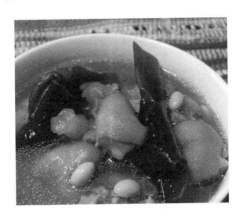

图 4-17　海带猪蹄黄豆汤

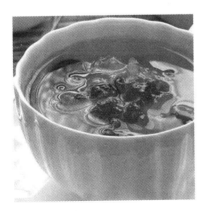

图 4-18　银耳雪梨瘦肉汤

7.银耳雪梨瘦肉汤(图 4-18)

食材:100 克猪瘦肉,3 克银耳 ,50 克雪梨、蜜枣 1 个。

做法:将猪瘦肉洗净,切成 2 厘米见方的块,焯水,洗净血浮沫,把泡发好的 3 克银耳择洗、撕成小块,雪梨 50 克去皮后切块,加蜜枣 1 个,共同放入炖盅,盅内加清水 300 毫升,隔水炖。大火烧开,小火慢炖 1 小时即可。

适宜:咽喉干涸,肺燥干咳、心烦不寐,大便干结的产妇。

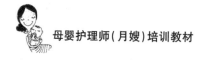

8.胡萝卜牛肉汤(图 4-19)

食材:牛肉 250 克,胡萝卜 100 克,红枣 5 颗,姜片 2 片。

做法:将牛肉 250 克切块,焯水后捞起备用,锅中加适量冷水,放入牛肉后大火烧开,加胡萝卜块 100 克、红枣 5 颗及姜片 2 片,开锅后小火炖煮 1 小时,然后调味即可。

功效:补益气血。

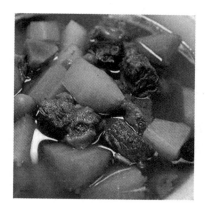

图 4-19　胡萝卜牛肉汤

二、制作催乳汤的注意事项

(1)一般催乳汤要求营养丰富,汤色奶白,肉类软烂脱骨,添加蔬菜及适量盐。

(2)食材要新鲜,搭配要科学。

(3)注意变换催乳汤的品种,让产妇保持良好食欲。

(4)催乳汤要一天内食用完毕,不给产妇喝隔夜催乳汤。

第七节　新生儿生长发育特点

新生儿期是从胎儿出生到生后 28 天这段时间,是胎儿脱离母体后逐渐适应外界环境的过渡时期。母婴护理师(月嫂)要做好新生儿家庭护理,促进新生儿健康成长,首先要了解新生儿生长发育特点。

一、新生儿定义与分类

新生儿,是指脐带结扎到出生后 28 天内的婴儿。

1.足月新生儿

足月新生儿指胎龄满 37 周至未满 42 周的,出生体重在 2500～4000 克的新生儿。

2.早产儿

胎龄未满 37 周的,出生体重不足 2500 克的新生儿,为早产儿或未成熟儿。

二、足月新生儿外观特点

(1)头部长度是身体长度的 1/4,头围 33～35 厘米,头发 2～3 厘米,可见脉搏跳动的前囟门、后囟门。受出生时产道挤压,有的局部水肿形成产瘤。

(2)脸部出生时受产道挤压有些肿。有的新生儿眼睛运动并不协调,为生理性斜视,2～4 周后消失。

(3)胸部窄小,乳晕清晰,可见乳结节。胸围比头围小 1～2 厘米。

(4)腹部留有脐带残端,一般 7～14 天自然脱落。

(5)四肢依然屈曲,手一般保持握拳。指甲及手指、皮肤红润,胎毛少。

三、足月新生儿生理特点

(1)呼吸:呼吸中枢发育不成熟,呼吸肌弱,胸腔小,主要靠膈肌呼吸,以腹式呼吸为主,所以新生儿呼吸浅表,频率快(40～45 次/分),节律不规则。

(2)心率:波动范围大,120～140 次/分。血管分布不均,躯干内脏血多,四肢血少,四肢末梢发凉或青紫。

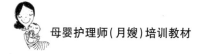
（3）消化系统：胃呈水平位，食管下部括约肌松弛，幽门括约肌较发达。易呕吐，溢奶。

（4）大便：第一次排便多在出生后 12 小时内，胎粪呈墨绿色、黏稠状，2~3 天排完。若 24 小时仍不见排胎粪，就应检查是否存在肛门闭锁等消化道畸形。吃奶后，大便逐渐转成黄色。

（5）小便：新生儿尿次多，多在出生后 24 小时内排尿。最初几天尿少，每天 4~5 次，以后每天 10 次左右。如 48 小时仍无尿，需查原因。新生儿肾浓缩功能差，易出现脱水或水肿症状。

（6）神经系统：未发育成熟，每天睡 18~22 小时。具有觅食反射、吸吮反射、握持反射、拥抱反射的能力。

（7）体温：正常值为 36℃~37℃。调节功能差，体表面积大，皮下脂肪薄，易散热，室温过高宜出现脱水热，室温过低宜出现低体温或寒冷损伤综合征。

（8）免疫力：胎儿可从母体通过胎盘得到免疫球蛋白 IgG，因此新生儿对一些传染病如麻疹有免疫力而不易感染；免疫球蛋白 IgA 和 IgM 则不能通过胎盘传给新生儿，因此新生儿易患呼吸道、消化道感染和败血症。

四、新生儿常见生理现象

1.生理性体重下降

在正常情况下，新生儿出生后 3~5 天体重下降 6%~9%（140~240 克），一般不超过 10%，此后又会回升，医学上称生理性体重下降。一般出生后 7~10 天的时候，随着新生儿吃奶量的增加和他对外界环境的适应，体重可恢复到出生时的体重。

2.马牙

口腔上颚中线或齿龈，有形状为黄白色、米粒大小的小颗粒（图 4-20）。原因是上皮细胞堆积或黏液腺分泌物积留形成的。数周后可自然消退。

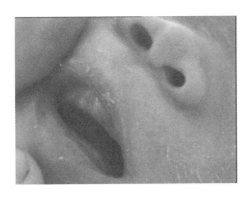

图4-20 马牙

3.螳螂嘴

两侧颊部各有一隆起的脂肪垫,利于吸吮乳汁。这属正常现象,不可挑破,以免发生感染。

4.乳腺肿大

男女新生儿出生后4~7天,乳腺如蚕豆或核桃大小(图4-21),2~3周可自行消退,切忌挤压,以免感染。这种现象是来自母体的雌激素中断所导致的。

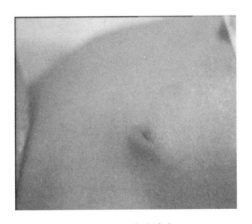

图4-21 乳腺肿大

5.假月经

女婴出生后5~7天,阴道流出少许血性分泌物或大量非脓性分泌物,可持续1

周。这种现象是来自母体的雌激素中断所导致的。

6.新生儿红斑

出生后 1~2 天,头部、躯干及四肢,出现大小不等的多形性斑丘疹,1~2 天后自然消失。

7.粟粒疹

鼻尖、鼻翼、颜面部皮脂腺堆积形成小米粒大小、黄白色皮疹(图 4-22),脱皮后自然消失。

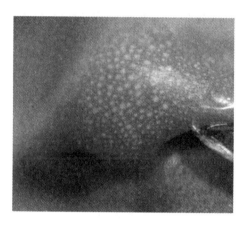

图 4-22 粟粒疹

8.生理性黄疸

一般出生后 2~3 天出现生理性黄疸,第 4~6 天最明显,足月儿多在出生后 7~10 天内消退,早产儿可延迟至第 3~4 周消退。黄疸先见于面部、颈部,然后可遍及躯干及四肢,一般皮肤稍呈黄色,巩膜可有轻度变黄,但手心足底不变黄。除黄疸外,小儿全身健康状况良好,不伴有其他临床症状,大小便颜色正常。

新生儿生理性黄疸是新生儿时期所特有的一种现象。由于胎儿在宫内低氧环境中,血液中的红细胞生成过多,且这类红细胞多不成熟,易被破坏。胎儿出生后由于血氧分压突然升高,红细胞损失较多,产生较多胆红素,约为成人的两倍;另一方面,新生儿肝脏功能不成熟,肝酶活力低,无法清除过多的胆红素,使胆红素代谢受限制,造成新生儿在一段时间内出现黄疸现象。

第八节　人工喂养指导

由于产妇健康或其他问题,个别新生儿不能母乳喂养,需要全部用其他奶类或代乳品喂养,称为人工喂养。人工喂养常选用牛奶、羊奶和奶粉代替母乳。现在市场上有多种配方奶粉,分别适用于不同月龄的婴儿,新生儿适用1段配方奶粉。直接用温开水冲调配方奶粉即可,一般3~4小时喂一次。母婴护理师(月嫂)应掌握人工喂养技能,帮助、指导产妇喂养新生儿。

一、配奶粉前的准备及奶粉配制

(1)清洁双手,取出已经消毒好的备用奶瓶。

(2)参考奶粉包装上的说明,按婴儿体重计算奶粉用量及水量,先将适合奶粉温度的开水加入奶瓶。

(3)再用奶粉专用的计量勺取适量奶粉(平勺,不要压实勺内奶粉)放入奶瓶中摇匀。

(4)调整奶温,将配好的奶滴几滴到手腕内侧,感觉不烫或不太凉便可以给新生儿食用。

二、喂养中正确操作指导

(1)给新生儿喂奶,以坐姿为宜,肌肉放松,让新生儿头部靠着产妇的肘弯处,背部靠着前手臂处,呈半坐姿态。

(2)喂奶时,先用奶嘴轻触新生儿嘴唇,刺激新生儿吸吮反射,然后将奶嘴小心放入新生儿口中,注意使奶瓶保持一定倾斜度,奶瓶里的奶始终充满奶嘴,防止新生儿吸入空气。

(3)中断给新生儿喂奶,指导产妇只要轻轻地将小指滑入其嘴角,即可拔出奶

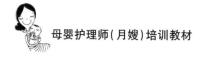

嘴,中断吸奶的动作。

三、喂养后的操作指导

(1)拍嗝防溢奶(参照母乳喂养部分)。

(2)喂完奶后,马上将瓶中剩余牛奶倒出,使用奶瓶刷,用流水将奶瓶、奶嘴分开清洁干净,注意接口和奶嘴内部的清洁。

(3)每日一次蒸煮消毒:奶瓶放入专用消毒锅,水中煮沸15分钟左右;奶嘴等软胶部件煮沸3~5分钟,取出晾干备用。

四、注意事项

(1)避免配方奶温度过热烫伤新生儿,或因奶嘴滴速过快,新生儿来不及咽下而发生呛奶。

(2)避免奶瓶、奶嘴等用具消毒不洁而造成新生儿口腔、肠胃感染。

(3)严格按照奶粉外包装上建议的比例和用量冲调奶粉。

(4)牛奶中含蛋白质和无机盐较多,所以用牛奶喂养的婴儿可在两顿奶之间喂一些水,每日2~3次即可,补充代谢的需要。一般水量以不超过奶量为宜。

(5)喂奶时,产妇尽可能多与新生儿进行目光交流、对话,培养母婴感情。

(6)若喂配方奶时间长,奶水渐凉,中途应加温至所需温度,再继续喂养。

(7)由于新生儿体质存在个体差异,有些新生儿喂配方奶的时候,偶尔会出现过敏现象,所以应根据新生儿的不同情况调整不同的配方奶。如果确认牛奶过敏,就应选择其他代乳品。

(8)如果产妇只是暂时乳汁不充盈,而在产后前几天使用配方奶时,切记要用婴儿专用小勺喂,防止宝宝因为过于依赖奶嘴,而在母乳喂养的时候发生乳头错觉。

(9)新生儿食量因生长阶段不同而渐渐增加,新生儿1~2周时一般每次吃奶60~90毫升,3~4周时每次吃奶100毫升,以后再酌量增加。新生儿存在个体差异,食量各不相同,一日总量按照 150~200 毫升/千克体重大致计算,每餐吃奶量大致平均分配,但注意掌握总量(有关事项参照母乳喂养)。

第九节 新生儿用品的清洁与消毒

新生儿发育不完善、免疫力差,母婴护理师(月嫂)在护理新生儿时,格外要注意其用品的清洁与消毒,做好卫生工作。

一、新生儿用品分类清洁

1.衣物的选购与清洁

指导产妇购买新生儿衣物时,首先要注重材质,最好选择柔软舒适的棉质内衣裤,不要给新生儿买人造纤维衣物;要选择易于穿脱、不带纽扣的样式,最合适的是开身婴儿衫。新生儿的衣物应有单独的储物箱储存,便于存取,保持衣物清洁。清洁时使用婴儿专用洗衣液单独清洗,不得与成人衣物混洗。清水漂净后,日光晾晒。

2.被褥的购买与清洁

指导产妇准备婴儿床及床上用品。婴儿床要有护栏,以保证婴儿的安全,防止婴儿从床上掉下来发生意外。床上用品以棉质为主,设计简洁、透气性好为首选。被褥要经常更换,保持清洁。

3.奶具的购买与清洁

指导产妇购买不同大小的奶瓶最少两个(一个喂水,另一个喂奶或储存母乳)。其他奶具如奶瓶夹、奶瓶架、奶瓶刷、婴儿专用碗勺、温奶器或恒温调奶器、蒸汽消毒锅等可酌情增加。喂完奶或水后,及时用奶刷彻底清洗奶瓶,注意奶瓶接口和奶嘴内部狭小处的清洗,避免细菌滋生,最后用流水冲净(图4-23~图4-26)。

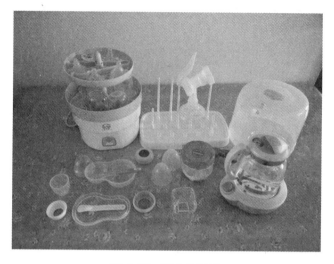

图 4-23　新生儿奶具

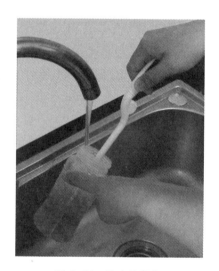

图 4-24　流水洗奶瓶

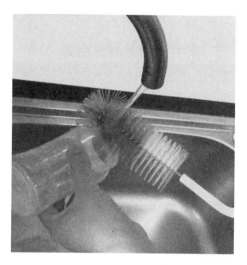

图 4-25　流水洗奶瓶接口

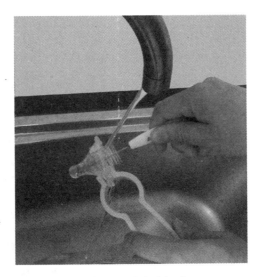

图 4-26　流水洗奶嘴

二、新生儿用品消毒指导

1.衣服、被褥的消毒

购买省级以上安检合格并在有效期内的婴儿专用消毒液。将新生儿的衣服、被褥分开,按消毒液说明书用适当的比例兑水,浸泡衣服、被褥 10~20 分钟。然后用洗洁剂去除奶渍、污渍。最后用清水清洗,直至无泡沫,并置于太阳光下曝晒至少 1 小时。

2.奶具的消毒

将清洗干净的奶具放置专用消毒锅内,蒸汽消毒 10~15 分钟(注意将奶嘴拧下)。或将奶瓶放入蒸锅里进行煮沸消毒 10~15 分钟。如中途放置其他奶具,需重新计时。奶嘴等软橡胶部位蒸汽消毒 3~5 分钟,过久容易老化。注意不要用手直接接触消毒后的奶瓶口及奶嘴,应用消过毒的奶夹取出(图 4-27~图 4-29)。

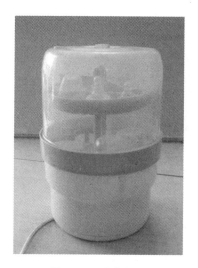

图4-27　消毒奶具

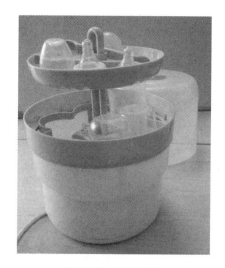

图4-28　凉凉奶具

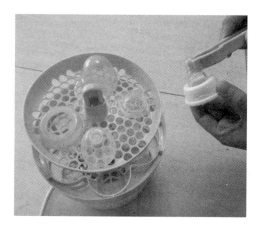

图4-29　安装奶嘴

第十节　新生儿日常护理

母婴护理师(月嫂)的新生儿日常基本护理技能包括:测体温、洗脸、穿衣盖被、大小便护理、穿戴纸尿裤、换洗尿布、剪指甲、分辨哭声、喂药方法、睡眠观察等。

一、测体温

给婴幼儿测量体温,常采用腋下表和肛表两种,一般不用口表。新生儿测腋温最安全,但对很疲弱的婴儿可以用肛表。腋温测试法如下。

(1)先用酒精擦拭体温计表头,拇指和食指紧捏体温表上端,将水银柱甩到35℃以下,然后把体温表表头放在新生儿腋下,用手轻轻压住新生儿上臂使其将表夹紧,测量时间为5分钟。取出时手不要触摸表头。

(2)取出后读表:水平旋转表身,见到水银柱再看刻度,读出刻度值。正常新生儿体温在36℃~37℃。最佳体温36.5℃~37℃。

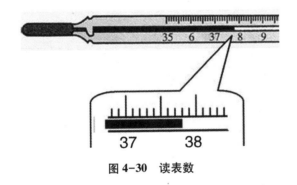

图4-30　读表数

(3)新生儿期应该注意监测体温,每日不少于2次。

(4)安全注意事项。

①测量体温时,应事先查看体温表有无破损。

②需专人在一旁看护,并协助用手扶托住体温表。

③运动、哭闹、喂养、穿衣过多、室温过高,都有可能使体温暂时升高,遇上述情况须等半小时再进行测温。

二、洗脸

每天早起要给新生儿洗脸,建立良好的卫生习惯,培养昼夜分开的意识。必须使用婴儿专用小方巾和洗脸盆,一般温度适宜的清水即可。先把方巾折成4折,分别用方巾的两折角浸水,从内眼角向外眼角擦拭每只眼睛;再分别用方巾的另两折角浸水,擦洗婴儿的口鼻和脸部;接着要清洗方巾,再擦洗宝宝耳后和颈下。全部动作要轻柔,防止用力伤到新生儿娇嫩的皮肤。

三、穿衣盖被

新生儿期是个特殊时期,室温应该保持在22℃~26℃之间,过冷过热对新生儿都不利。在适当的室温下,新生儿一般穿纯棉婴儿服。在抱新生儿时,连体服不容易露出肚子,可以避免新生儿着凉或擦伤脐带部位;避免卧床时衣服的皱褶压伤新生儿的娇嫩皮肤;纯棉衣服对新生儿皮肤无刺激性,透气性好。

为新生儿穿衣服时,先把衣服展开(图4-31),检查有无线头,防止线头缠绕手指等损伤婴儿。母婴护理师(月嫂)用手轻握婴儿手(图4-32),把衣袖慢慢穿好(图4-33)。最后系好衣带或扣子(图4-34)。

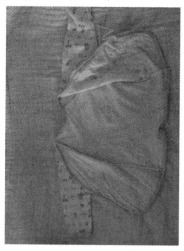

图4-31　展开衣服

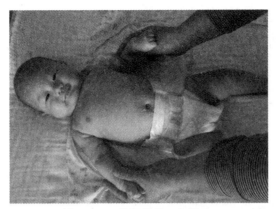

图 4-32 将婴儿放至衣服上

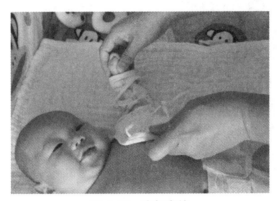

图 4-33 穿好衣袖

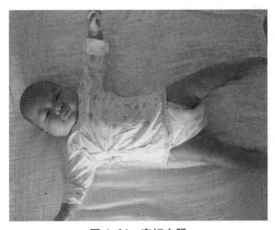

图 4-34 穿好衣服

新生儿的包被用料以纯棉的为好,不宜太厚,夏天时一般用夹被即可,冬天则需要稍厚一点儿的棉被,但不宜太厚。

为新生儿包被时,先把婴儿放在铺平的包被上(图4-35),注意两侧多余的被角要分别折在婴儿身下,下角上折时注意留有一定空间,让婴儿有活动的余地(图4-36~图4-37)。包被与新生儿之间可以插入一个手掌为宜,防止由于包裹过紧而影响呼吸(图4-38)。

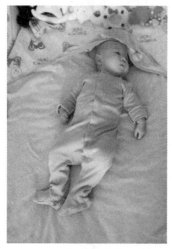

图4-35　将婴儿放在包被上

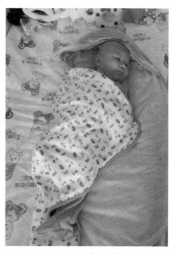

图4-36　折起包被一角

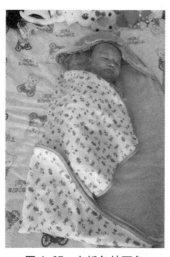

图4-37　上折包被下角

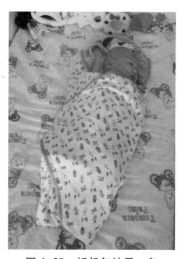

图4-38　折起包被另一角

新生儿在穿衣盖被方面应注意适度,不宜过多过厚,如果感觉新生儿颈部或手心出汗,并且出现烦躁、哭闹、面部潮红或体温比平时稍高,试表后,体温仍在正常范围之内,则有可能是穿盖过多,此时应适当减量;如果新生儿手脚发凉,则有可能穿盖少了,则应适当加衣或加被。总之,新生儿体温调节中枢发育不完善,穿盖一定要适度。

四、大小便护理

1.大便后护理

大便后应及时更换纸尿裤,以免尿便刺激臀部皮肤发生臀红(尿布疹)。处理方法为先用湿纸巾轻轻地将臀部的粪便擦拭干净。男孩注意清理阴囊下面。如果大便较多,条件许可时可用温水清洗干净,然后涂擦护臀霜或鞣酸软膏。如果大便很少或外出时,只用湿纸巾擦拭即可。

2.小便后护理

一般小便后不需每次清洗臀部,以避免破坏臀部表面的天然保护膜,容易发生臀红(尿布疹)。月子期新生儿尽量使用纸尿裤,一般2~3小时更换纸尿裤一次。

尿布一般选用透气性好的纯棉布或豆包布,每次换完尿布应按常规涂擦护臀霜或鞣酸软膏。换尿布时可让臀部多晾一会儿,以保持干燥。

3.注意事项

(1)新生儿女婴,洗臀部时应用水由前向后淋着洗,以免污水逆行进入尿道,引起感染。

(2)选用纸尿裤时,选择透气性好的;如用尿布则应选用纯棉布或豆包布,用完后洗净、日晒消毒后下次再用。

(3)每次换完尿裤,涂擦护臀霜或鞣酸软膏,应沿肛周放射状涂擦,预防臀红(尿布疹)的发生。

(4)如发生轻度臀红,则应多在26℃~28℃的室温下暴露臀部,2~3次/天,30分钟/次。每次暴露后涂擦鞣酸软膏。

五、正确穿换纸尿裤

换纸尿裤前,首先在新生儿臀部下铺隔尿垫,将新纸尿裤展开铺好(图4-39)。注意有尼龙搭扣的一边在上部,有花边的在下部。打开脏纸尿裤,用纸尿裤的干净部位擦拭大便,提起宝宝两条腿将纸尿裤抽出,放进垃圾袋;再用湿纸巾清洁大便,有条件就要用温水洗臀部,擦干后涂好护臀霜。把宝宝移到新纸尿裤上(图4-40),将纸尿裤两端抻平,分别将尼龙搭扣两端打开、上折、粘贴平整(图4-41)。注意粘贴后,松紧度以能容下妈妈的1个手指为宜(图4-42)。纸尿裤腰部的外边要向外折一下,不能盖住肚脐,以免尿湿后弄湿肚脐,引发肚脐的感染和不适。注意拉开腿部的松紧带,太松则易出现渗尿,太紧则容易勒着宝宝,使宝宝不舒服。

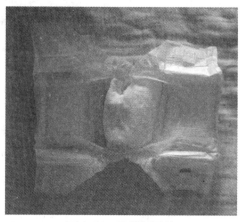

图4-39　平铺纸尿裤

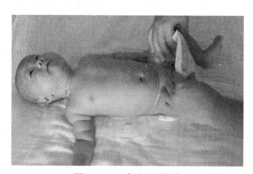

图4-40　穿上纸尿裤

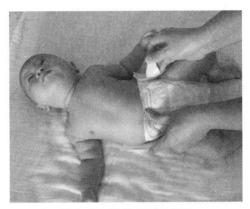

图 4-41　粘贴好尼龙搭扣

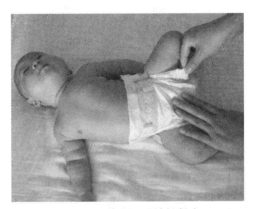

图 4-42　检查纸尿裤松紧度

六、正确换洗尿布

一般尿布穿在婴儿尿裤内,与婴儿皮肤直接接触,以柔软的棉质为最佳。通常尿布可以叠成大三角形,也可以叠成长条形。把叠好的尿布铺在婴儿尿布裤上,婴儿尿布裤按纸尿裤的方法穿戴好即可。

大三角形尿布叠法如下。

(1)把正方(或微长方)形尿布对折两次,成方形(图 4-43)。

（2）拉开一个角成三角形，另一侧仍为方形（图4-44）。

（3）把尿布翻转，使方形在上面，三角形在下面（图4-45）。

（4）把方形部分向右折三份，分两次折完并在中部，使吸尿部位较厚（图4-46）。

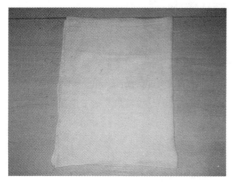

图4-43　叠三角形尿布（一）

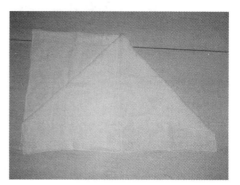

图4-44　叠三角形尿布（二）

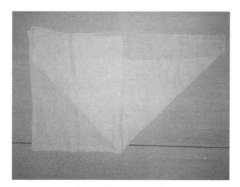

图4-45　叠三角形尿布（三）

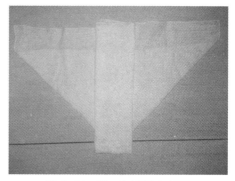

图4-46　叠三角形尿布（四）

用长条尿布时，注意由于男女生理结构不同，为便于吸小便，男宝宝的尿布上部要折为双层；女宝宝的尿布下部要折为双层。同时尿布要避开脐部，防止尿液污染。

长条尿布配合尿布裤的穿法如图4-47~图4-49所示。

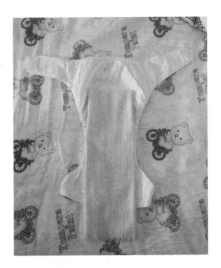

图 4-47　长条尿布穿法(一)

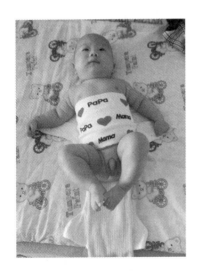

图 4-48　长条尿布穿法(二)

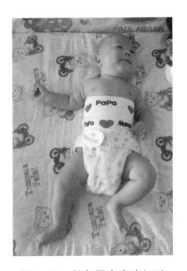

图 4-49　长条尿布穿法(三)

　　清洗尿布要使用婴儿专用尿布皂,注意彻底漂洗干净,日晒 1 小时以上,干燥后收藏。生病新生儿的尿布要定期煮沸消毒或用婴儿专用消毒液进行消毒,具体按说明书使用。

七、剪指甲

给新生儿剪指甲应使用婴儿专用的指甲刀(图4-50),选择在明亮的光线下、新生儿安静睡眠(深睡眠)时进行,以免剪伤新生儿细嫩的小手指。

新生儿的指甲不宜剪得太短,以免引起甲沟炎,应尽量使指甲圆滑,不应留有尖角,以免新生儿抓伤自己脸部。

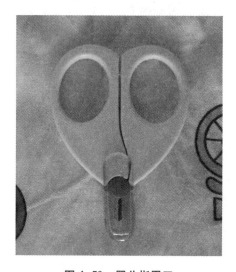

图4-50　婴儿指甲刀

八、分辨哭声

(1)饥饿哭:喂奶前发生,声音洪亮、短促有规律,间歇时有觅食吸吮动作、喂奶后哭声停止。

(2)要求爱抚哭:哭声小,哭哭停停。

(3)口渴哭:喂奶后仍哭声不止,喂水后哭声停止。

(4)尿便哭:哭声先短后长,两声之间间隔较长,抽泣时短促有力,换尿布后停止。

(5)阵发性腹痛哭:多在生后1~2周,每天傍晚发作。一般突然号叫、哭声紧迫、声音高亢,同时伴有烦躁不安、手舞足蹈、脸色苍白、表情痛苦。重者产生阵发而有规律的大哭,持续数分钟后安静入睡或俯卧位、轻轻按摩孩子背部可缓解。

(6)外科急腹症(肠套叠等)哭:突然发出哭声,节奏先长后短,剧烈而持久,时常伴随呕吐、便血等,应立即送医院。

九、喂药方法

一般糖浆、冲剂、散剂较适合于婴儿服用。糖浆和冲剂可按照医嘱或说明书上的方法直接喂服。喂服散剂前,先用少量温开水将药溶解后再喂。如果药味很苦,可将适量白糖加在药里,或先喂婴儿少量白糖水,然后再喂药。假若药为片剂,应将药研碎成散剂。易溶解的片剂也可用温开水将药溶解后喂服。

喂药时将婴儿抱在腿上,用小勺或滴管取少量药液,用大拇指轻轻按一下婴儿的下巴,在新生儿张大嘴时,将勺送进口中。用勺底压住舌面,慢慢抬起勺子柄,使药物流入口中,等婴儿快咽下去时再把勺抽出来。勺中剩下的药液不要再倒回药杯。婴儿哭闹时不要喂药,待安静下来再喂,以免药液呛入气管或引起呕吐。不要将药与奶混在一起喂,这样可能会使婴儿产生厌乳及影响药效。

喂药后可喂少量白开水将口中残留的药冲下去,但服止咳糖浆后不要立即喂水,因为留在口腔和咽部的药可以缓解刺激,减轻咳嗽。

此外喂药的时间、次数也要注意。应按医嘱或说明书上的要求去做。有的药物给药时间不同,药效也有区别,甚至可能引起不良反应,应在儿科医生指导下选择用药。不要随便到市场上买药喂婴儿,一旦用错药,将给婴儿身体造成很大伤害,甚至危及生命。

十、睡眠观察

新生儿的睡眠到觉醒有一定规律,大致可分为六种意识状态:安静睡眠(深睡眠),活动睡眠(浅睡眠),瞌睡,安静觉醒,活动觉醒和哭。

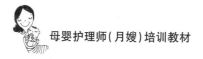

新生儿在睡眠的时候会手足突然抖动或一惊,这不是抽风,是正常睡眠现象。有时也会哼哼几声,动动身体,这是其睡累了换个姿势,是正常的睡眠现象。

十一、乳痂护理

新生儿头皮的皮脂分泌非常旺盛,如不及时清洗,会和头皮上的脏东西混合在一起,形成厚厚的乳痂,让人人看起来感觉很脏,新生儿也不舒服。正确的护理方法是,用消过毒的植物油涂抹在乳痂部位,让植物油停留2小时左右,把乳痂泡软,然后用婴儿梳子小心地把乳痂分离,再用洗发精正常为新生儿洗头。

乳痂护理的注意事项如下。

(1)乳痂分离时动作要轻柔,不可硬刮。

(2)囟门处的乳痂也要清除,并且要格外小心。

(3)如果乳痂太厚,不要一次洗净,可分成几次处理,慢慢清洗,防止损伤新生儿头皮。

十二、新生儿护理注意事项

(1)当新生儿保温过度,或者外部温度过高,或者新生儿进食水量过少,哭闹都有可能增高体温,因此,当新生儿体温超过正常值,一般状态没有异常时,不一定都是生病了,可注意上述4个方面的情况。

(2)在给新生儿穿衣盖被时,应该多注意避免保温过热的情况发生。

(3)给新生儿剪指甲时,如果用普通指甲刀,要特别注意不要剪伤新生儿的手指。

(4)不要让新生儿养成抱着才能睡的习惯,这样会给今后的看护增加难度。哄新生儿时,不宜抱着摇晃,以免损伤大脑。

第十一节　新生儿专业护理

一、溢奶护理

1.喂奶后护理

主要是拍嗝,避免溢奶。

哺乳完以后应该把新生儿轻轻竖着抱起来,让新生儿头部靠在产妇的肩部,产妇一手托着新生儿的臀部,一手呈空心状从腰部由下向上轻叩新生儿背部(图4-51),使新生儿将吃奶时吞入胃内的气体排除,一般拍3~5分钟。

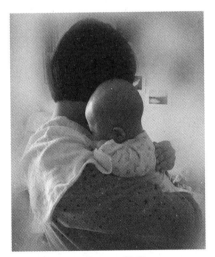

图4-51　拍嗝

若无气体排出,可给新生儿换个姿势,但动作一定要轻,继续拍3~5分钟(具体情况因人而异),拍完后将新生儿放到床上,应以右侧卧位为宜。

2.溢奶时护理

主要是及时清理口腔及鼻腔中溢出的奶。若新生儿为仰睡,溢奶时可先将其侧过身,让溢出的奶流出来,以免呛入气管;如新生儿嘴角或鼻腔有奶流出,应先用

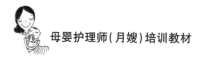

干净的毛巾把溢出的奶擦拭干净,然后把新生儿轻轻抱起,按前述拍嗝时的竖抱姿势,拍其背部一会儿,等新生儿安静下来(睡熟)再放下。

3.溢奶后护理

将擦拭过奶的毛巾及被溢出奶弄湿的新生儿衣服、小被褥等清洗干净,晾干备用。

二、眼、鼻、耳的护理

1.新生儿眼部的保健与护理

(1)新生儿的眼睛对强光很敏感,照相、摄像时要避免使用闪光灯。

(2)新生儿晒太阳时,要注意遮住孩子的眼睛,避免强烈的阳光直射而刺伤孩子的眼睛。

(3)早期训练新生儿视觉能力时,要注意悬吊响铃玩具的高度,应离新生儿眼睛20厘米左右。

(4)要用专用的清洁毛巾和流动的水给新生儿洗脸和清洁眼部,不要用手直接触摸新生儿的眼睛,以免病原菌侵入眼睛。

(5)如果新生儿眼部有分泌物,可以用消毒棉球蘸温开水清洁眼部。

(6)新生儿眼部如果出现脓性分泌物并伴有眼睑红肿、结膜充血等现象,首先应该到医院就诊,待做出正确的诊断后,对症治疗。

2.新生儿鼻部的护理

新生儿的鼻腔黏膜柔软并有丰富的血管,遇到轻微刺激就容易充血、水肿,使呼吸不畅。另外鼻腔分泌物也是造成鼻塞的原因。母婴护理师(月嫂)要经常注意观察孩子的鼻孔,及时为其清理鼻垢和鼻涕。清理时要用手将其头部固定好,用棉签在鼻腔里轻轻转动以清除污物,但是不要伸入过深。遇到固结的鼻垢不可硬拨、硬扯,而应用消毒棉签蘸清水,滴入鼻孔使其软化,新生儿打喷嚏时就会自己排出。在操作过程中切不可碰伤其的鼻腔黏膜。

3.新生儿耳部的护理

足月新生儿的耳郭发育成熟,但外耳道相对较狭窄,一旦污水流入容易引发炎症。无论给新生儿洗头还是洗澡,都要注意不要让污水进入外耳道。日常清洁时要使用质地柔软干净的小手巾对耳郭的外侧及内面进行擦拭。如果新生儿因溢奶致使耳部被污染时,要及时用棉球蘸适量温开水将其擦干净。千万不要轻易对孩子的耳垢进行清理,以免损伤外耳道,耳垢大多会自然排出耳外。如一旦发生外耳道炎症,应及时就医。

三、脐部的护理

1.脐带未脱前的护理

脐带未脱前一般选择擦浴。擦浴时可于新生儿脐部盖一干毛巾,保持干燥,尽量避免脐部淋水。也可用脐部护理贴进行盆浴,注意使用后有过敏现象则禁止使用。

洗澡后用棉签蘸75%的酒精由脐根到脐轮,依次由内向外顺时针方向擦拭消毒,用同样的方法消毒2~3遍,每日2~3次。然后穿衣服及纸尿裤。注意纸尿裤不要擦磨脐部。

2.脐带脱落后护理

洗澡时处理:如脐部仍有少量分泌物或仍稍有湿润时,则洗澡时仍应注意避免淋水,保持其干燥;如愈合良好并且干燥,则不需刻意避免淋水。

洗澡后护理:用棉签蘸75%的酒精进行常规清洁消毒,注意由脐轮中心向外顺时针擦拭(图4-52),每个棉签擦拭一周后扔掉,换新棉签再次清理,直到分泌物干净为止。脐部干燥、愈合良好后,仍需坚持擦拭2~3天,每日1~2次。

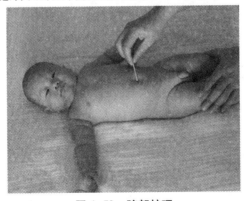

图4-52　脐部护理

第十二节　新生儿洗澡技能

一、洗澡前的准备

(1)时间选择:喂奶后 1 小时左右。

(2)室温调节:室温保持在 24℃~26℃,如果温度不够,应先开空调或其他取暖设备将房间加热。

(3)洗澡物品准备:澡盆、浴液、浴巾、小毛巾、干净内衣、尿布、包被、爽身粉、酒精、消毒棉签、小凳子等(图4-53)。

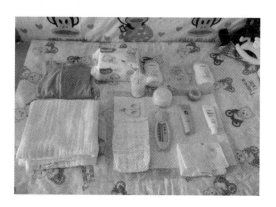

图 4-53　洗澡物品准备

(4)水温:38℃~40℃,可用水温计测量或用手肘内侧测试水温(感到不烫为适宜,图4-54)。

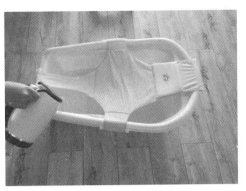

图4-54 准备洗澡水

二、洗澡

1.洗头

将新生儿的双腿夹在腋下,用手臂托其背部,手掌托住头颈部。首先给新生儿洗脸。用小面巾从一侧内眼角向外眼角擦拭,换面巾位置再擦拭另一侧眼睛。清洁面巾后,依次擦洗新生儿的嘴周围、鼻子、额头、脸颊、耳朵。

洗头时,一手拇指和中指分别从后面压住新生儿的两耳郭,另一手将新生儿的头发蘸湿,取适量浴液于掌心并在洗澡水内过一下,打出泡沫后给新生儿洗发,轻揉片刻,用清水将泡沫洗净(图4-55)。

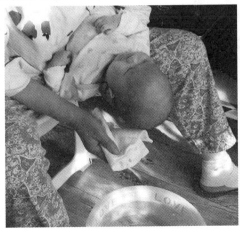

图4-55 洗头

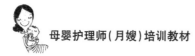

洗后立即用毛巾把是新生儿头部水分吸干,预防着凉感冒。

2.洗身体

洗完头后,撤去新生儿身上的衣物和纸尿裤,用前臂垫于新生儿颈后部,拇指握住新生儿肩部,其余四指插在腋下,另一手握住其大腿根部,先将新生儿双脚轻轻放入水中,告诉宝宝要下水洗澡,再逐渐让水浸没新生儿的臀部和腹部,呈半坐位(若浴盆内放置浴网,可直接将新生儿放在浴网上)。如果洗澡前没有洗脸,要用单独准备好的小盆水先给新生儿洗脸,用小面巾依次清洗眼、嘴周围、鼻子、额头、脸颊、耳朵。再用浴盆水清洗颈部和腋下、腹股沟等褶皱处,然后洗躯干、四肢部位。洗完前身后让新生儿趴在母婴护理师(月嫂)前臂上,由上到下洗背部、肛门、腘窝等皮肤皱褶处,如图4-56~图4-63所示。洗后,双手托住头颈部和臀部将新生儿抱出浴盆,放在干浴巾上迅速吸干身上水分(切勿用力擦拭),如图4-64。

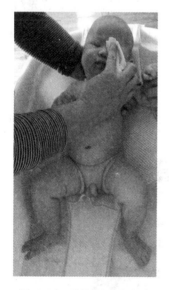

图4-56　清洗新生儿眼睛

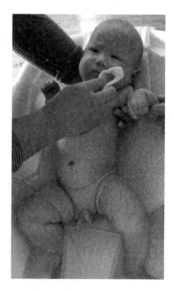

图4-57　洗嘴巴

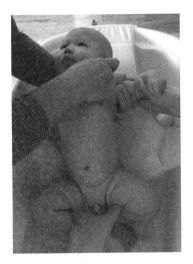

图 4-58　洗耳朵

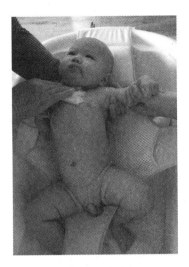

图 4-59　洗脖子

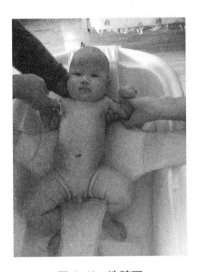

图 4-60　洗腋下

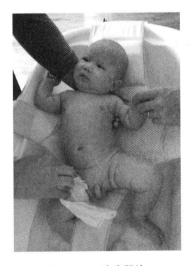

图 4-61　洗腹股沟

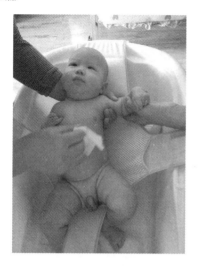

图 4-62　洗躯干

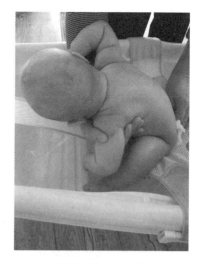

图 4-63　洗背部

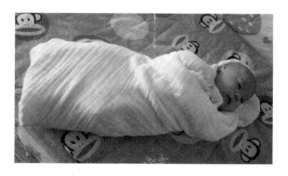

图 4-64　浴巾包裹

3.洗澡后的处理。

(1)用消毒棉签处理脐部,保持脐部干燥清洁(详见脐部护理)。

(2)在双手上涂抹润肤油,开始为新生儿做抚触操(详见新生儿抚触操)。

(3)在皮肤皱褶处撒上爽身粉,穿好衣服,垫好尿布。

三、注意事项

(1)倒水时应先放凉水,后加热水,以免烫伤新生儿。

（2）避免一手抱孩子,一手做其他事情,以免发生危险。

（3）洗澡时间不宜过长,以 10 分钟为宜。

（4）洗澡时,母婴护理师(月嫂)及产妇应保持微笑,并和新生儿交谈,增加情感交流。

（5）洗澡时,应注意观察新生儿是否有异常情况发生,早发现问题早处理。

（6）擦爽身粉时用粉扑蘸取少许,然后轻轻擦拭,避免粉尘影响新生儿呼吸。

（7）不要将爽身粉涂于新生儿外阴处,特别是女婴。

（8）洗澡的时候千万要注意宝宝的耳朵不要进水,如果进水要用专用棉签把水吸干。

（9）冬季可每天洗一次或 2~3 天洗一次;夏季每天洗 1~2 次为宜。

（10）如果新生儿每天都洗澡,不必每次都使用浴液、洗发水,每周使用 2~3 次即可。

1.简述母婴居室的清洁与消毒方法。

2.怎样指导产妇进行母乳喂养?

3.哺乳后怎样拍嗝?

4.乳房护理需要注意哪些方面的事情?

5.产妇卫生清洗护理注意哪些方面?

6.从哪些方面观察恶露是否正常?

7.给产妇均衡营养配餐需注意的事项有什么?

8.制作催乳汤需要注意什么?

9.新生儿常见生理现象有哪些?

10.人工喂养注意哪些事项?

11.新生儿日常护理包括哪些?

12.怎样进行脐部护理?

13.怎样给新生儿洗头、洗澡?

_____

_____

_____

第三部分

中级职业技能

第五章　妊娠期护理

第一节　妊娠期的生理特点

母婴护理师(月嫂),不仅仅要掌握产褥期母婴护理的基本知识,也要了解妊娠期的生理特点,以便对身边有需要帮助的孕妇做咨询服务。

妊娠期亦称怀孕期。是胚胎及胎儿在母体内发育成熟的过程。全程为:女性卵巢排出来的卵子和男性精子结合,成为具有发育能力的受精卵,女性停经;受精卵开始在母体子宫内逐渐发育、长大,成为成熟的胎儿;胎儿及其附属物自母体娩出。

妊娠期通常从末次月经的第一天算起,大约为280天(40周)。由于卵子受精日期很难绝对准确,实际分娩日期与推算的预产期可以相差1~2周,临床上将妊娠37~42周的分娩,均列为足月妊娠。

预产期计算方法:

以公历计算,280天相当于9个月又7天。推算宝宝的出生日期的具体方法是:怀孕前最后一次月经的月份加9(或减3)得出月份,月经第一天的日期加7得出日期。部分地区仍习惯用农历,计算时应以末次月经的月份加9或减3,日数加

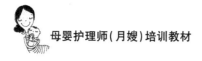

14,所得之数即农历的预产期。

如果不知道最后一次月经的准确日期,或是月经周期不规律的,可以请专业医生利用 B 超来帮助推算预产期。

一、妊娠期生理特点

（1）孕妇早孕时,一般伴有恶心、呕吐等消化道不适症状,因人而异,或轻或重,多见晨起空腹时,妊娠约 3 个月时,症状大多可自然消失。

（2）子宫增大。

（3）乳房腺体增大,乳晕着色,妊娠末期乳头可分泌出少量黄色或透明状乳汁,称初乳。

（4）子宫增大后,将横膈膜往上挤压,孕妇常感呼吸急促。

（5）随着子宫的增大,孕妇若长时间仰卧位,可引起回心血量减少,血压下降,称为仰卧位低血压综合征。建议孕妇可多以左侧卧位睡眠。

（6）孕中期,开始出现上腹饱胀感,有的孕妇出现便秘、痔疮。

（7）体重增加。孕妇需要补充大量矿物质,如钙、铁、磷等。整个妊娠期孕妇体重平均增加 12.5 千克。

二、妊娠期心理变化

妊娠期妇女常见的心理反应有:惊喜、犹豫、矛盾、接受、反省、波动、害怕、期盼、焦虑等。孕妇的情绪将直接影响胎儿的心理健康和情商、身体发育等。家人应积极帮助孕妇适应并调整妊娠期心理变化,顺利度过孕期,促进母子健康及家庭生活和谐幸福。

进入妊娠中期以后,孕妇体内已经形成了适应胎儿生长的新的平衡,早起的孕吐等不适应反应也逐渐消失,孕妇的情绪也变得相对稳定。所以,孕中期、孕后期心理保健的重点应在于通过适当调整生活、工作和休息的节奏,保证孕妇具备良好的心理状态。

1.避免心理上过于放松

身体状况的安定,可能会导致精神上的松懈,孕妇会大舒一口气。

但是,孕中、后期并不一定就平安无事。如由于怀孕造成各个系统的负担,可能加重原有的心脏、肾脏、肝脏等病情;孕中期、孕后期也可能会出现各种病理状况,如妊娠高血压综合征和贫血等,放松对身体状况的注意,很可能会导致不良后果。所以,孕妇应定期到医院接受检查。

2.避免过分依赖他人

毫无疑问,孕期妇女可以适当做一些工作,并参加一些平缓、没有危害的运动。但有些孕妇因体形显露而不愿活动,每天不干任何事情,凡事都由丈夫包办,以为这样才会对胎儿有利。其实这样容易引起心理上的郁闷、压抑、孤独,对胎儿很不利。医学专家认为,孕期适当的活动可以增强孕妇的肌肉力量,对分娩有一定帮助。所以,孕妇可以从事家务劳动,如果没有异常情况,孕中期可正常上班,这样对于改善心理状态也大有帮助。

3.减轻对分娩的恐惧

随着分娩时间越来越近,孕妇感受到一种压力,有些孕妇会从这时开始感到惶恐不安。这是因为她听说了分娩如何痛苦的传言,或看到影视剧过分渲染分娩场面而受到了刺激。其实,分娩无痛苦是不可能的,但过分恐惧也是不对的,孕妇应学习一些分娩的知识,对分娩是怀孕必然结局有所了解。另外,如果孕妇和家人一起为未出世的孩子准备一些必需品,也许能使孕妇心情好转。这样做往往可以使孕妇从对分娩的恐惧变为急切的盼望。

第二节　妊娠期保健

孕期保健应从早孕开始,积极学习妊娠相关知识。自妊娠3个月开始,孕妇应建立产前检查手册,定期做产前检查。

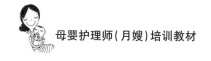

一、指导孕妇调整心态

妊娠期女性为了自己和家庭的幸福，更好地迎接新生儿的到来，需要做好以下几项准备，为角色的转换做好准备。

（1）在确保安全的前提下，孕妇应通过专业人士的帮助寻求有关妊娠、分娩的知识，以达到安全、顺利度过妊娠、分娩期的目的。

（2）积极接受怀孕事实。随着子宫增大和胎动的出现，孕妇会努力寻求丈夫和家人对孩子的接受和认可。这时丈夫的关心和支持非常重要。

（3）认真准备做妈妈。随着孕期增长，孕妇会想象自己的孩子，积极学习如何做好母亲这一角色，主动学习护理婴幼儿的技术等，建立当好母亲角色的自信心。

（4）孕妇愿意承担做母亲的责任后就会将孩子的需求放在首位，学会为孩子而奉献自我。

二、指导孕妇做好自我保健

1.活动与休息

健康孕妇仍可参加工作到第 7 个月，但应避免重体力劳动。孕妇要保证每天充足的睡眠，达到 8~9 小时，并且尽量要有 30 分钟或更多的午休时间；应避免关节过度曲张和伸张，并避免进行跳跃、旋转和迅速改变方向等不安全的活动。

孕妇要进行适当的运动，散步是最佳的运动形式。散步时要以保证安全为原则，每天 2~3 次，每次约 30 分钟左右，以不感觉疲劳为限。健康孕妇的运动以每周 3 次为宜，较适合锻炼的方式还有步行、骑自行车等。运动后要注意补充足够的水分和热量。孕妇休息的姿势以左侧卧位为佳。

2.乳房护理

在妊娠期间，要注意进行乳房的检查和保健。由于乳房逐渐增大，又没有肌肉支持，所以需要穿戴合适的胸罩做支托，防止乳房变形。胸罩罩杯的大小要能覆盖整个乳房，松紧适度。

孕妇还要注意保持乳房的清洁卫生。经常用清水冲洗,并用软毛巾或用手按摩乳房,逐渐增强乳房的韧性。按摩手法是用手掌侧面,轻轻按摩乳房壁,露出乳头,在乳头周围均匀按摩,每天一次,每次5分钟。注意:怀孕后期或刺激乳头后易出现宫缩的孕妇,要避免按摩乳头。

大部分妇女的乳头是坚挺的,而有少数妇女(约占3%)的乳头是扁平或凹陷的,这种情况一般不需要特殊处理,多数扁平或凹陷在分娩后可自行改善,一般不影响哺乳。凹陷严重的孕妇,可于妊娠32周后,采取乳头伸展练习促使乳头突起。

(1)十字操。将拇指或食指平行放在乳头两侧,慢慢地由乳头向两侧外方拉开,牵拉乳晕皮肤及皮下组织,使乳头向外突出;以同样的方法由乳头向上向下纵行牵拉。每天2次,每次5分钟。

(2)乳头牵拉练习。用一手托住乳房,另一手拇指、中指和食指抓住乳颈,轻轻向外牵拉,并左右捻转乳头。每天2次,每次重复10~20次。

3.个人卫生

包括口腔卫生、淋浴和会阴部清洁。

孕期应注意口腔卫生。餐后用适宜温水和小头软毛牙刷,认真刷牙,并坚持勤漱口。

妊娠期间的皮肤呼吸功能增强,孕妇要注意保持身体清洁,尽量采取淋浴方式。洗澡使用浴液时,注意保证安全,防止因地面湿滑而摔倒。

妊娠期阴道分泌物也增加,会感觉外阴不适,同时也为了预防泌尿系统感染,应勤换内裤,并选用透气性、吸水性好的棉质内裤。外阴清洗以清水冲洗为宜,每天1~2次,洁后应使用清洁卫生纸,从前向后擦拭干净,预防逆行感染。

4.衣着

孕妇贴身衣着应以松软、宽大的棉质或丝质服装为宜,不穿紧束胸罩及衣裤。鞋要大小合适,底部应有防滑设计,尽量选择平底鞋,不要穿硬底高跟鞋。袜子也以宽口为宜,袜口不宜过紧以免影响血液循环。

5.性生活

怀孕期间的性生活应根据孕妇的具体情况而定。在怀孕早期和临产前的6~8

周要尽量避免性生活。对有习惯性流产史或早产史的孕妇应禁止性生活。性生活时要注意身体姿势,避免采用对孕妇腹部造成压力的姿势。孕期要酌情减少性生活的次数,并注意性器官的清洁,避免粗暴性行为。

6.胎教

胎教的核心是要求准妈妈们保持开朗、乐观的心态,为胎儿营造健康快乐的成长环境。

7.自我监测

指导孕妇监测胎儿的宫内状况,数胎动是一种最直接、最方便的方法。自妊娠18~20周开始孕妇有自觉胎动,正常情况下,每小时3~5次。孕妇自妊娠30周开始,每天三餐后各数1小时胎动,每小时胎动不低于3~4次,反映胎儿状况良好。将3次胎动数的和乘以4,既为12小时的胎动次数。如果12小时的胎动次数在30次或以上,说明胎儿状况良好;如果下降至20~30次,应提高警惕;如低于20次,则应及时到医院就诊。数胎动时孕妇要静坐或卧床,思想集中,以免遗漏胎动感觉,且每次应做好记录。

8.避免不良因素的影响

①孕妇应与房内正在使用的电器保持2米以上的距离。

②使用计算机时要有保护,且每周累计时间不宜超过20小时。

③冬季禁止使用电褥子。

④胎教时远离扬声器,不要把发声器件直接放在腹部上让胎儿听。

⑤不得随意增加B超检查次数,尤其在怀孕早期,应严格遵照医嘱。

⑥不接触农药等有毒品,脱离有毒环境。

⑦新装修的房间,检测合格后方可入住。

⑧避免不良嗜好,主动禁烟、戒酒;脱离二手烟环境。

9.掌握用药原则

①孕妇用药必须经过妇产科医生权衡利弊后决定,自己不可随意用药,包括保健药。

②必须用药时,应在妇产科大夫的指导下使用,要仔细阅读使用说明书,了解

副作用。

③每次就医时,要如实告诉医生本人用药情况,以免重复用药。

10.预防感染

①孕妇要少去公共场所,尤其在传染病暴发流行期。

②孕妇不要食用未煮熟的食物,尤其是肉类,避免寄生虫感染。

三、孕妇常见不适症状的应对措施

1.消化道不适症状

妊娠早期孕妇出现嗜酸择食、食欲不振、恶心呕吐等消化道不适症状,称早孕反应。一般在清晨起床后发生,对生活工作没有影响,在12周后自然好转。少数孕妇发生呕吐不限时间,反复发作,导致体液平衡失调,新陈代谢紊乱,严重影响胎儿和孕妇的营养吸收,称为妊娠剧吐。这种情况其处理原则是少食多餐,进食高热量、易消化的清淡饮食,并养成良好的生活习惯。同时家人应注意关心孕妇心理,解除孕妇的思想紧张状况,必要时到医院就诊。

2.眩晕、晕厥

孕妇早期容易发生体位性低血压,引起一过性脑缺血,造成眩晕、晕厥。孕妇有时在进餐之前或两餐之间,会发生低血糖,感觉头重脚轻、出虚汗、心慌、胸闷,甚至突然晕倒。正确的处理方法是:让孕妇马上卧床,进食少量甜食,如巧克力、水果、糖等,也可多喝些白糖水。孕妇活动不能过度,更不能运动过猛,所有起居动作都要慢一点儿。尽量少食多餐,通过科学饮食和补充葡萄糖液,积极改善低血糖症状。

3.便秘

孕妇要养成定时排便的习惯,多吃富含纤维素的食物,如水果、蔬菜等;保证摄取足够的水分;适当增加活动量;必要时遵医嘱服用一些粪便软化剂等。

4.痔疮

很多产妇在妊娠期易发生痔疮。指导孕妇积极纠正便秘,有助于预防痔疮的发生;坚持温水坐浴,洗净外阴,并可在肛周外涂 20%鞣酸软膏。

5.小腿抽筋

常在妊娠 5 个月起夜间睡眠时发作。其处理方法是:赤脚站在地面上,弯曲躯体并加以局部按摩或局部热敷;也可让孕妇采取仰卧位,由母婴护理师(月嫂)或家属一手按住其膝部,协助伸直下肢保持脚尖上翘状态(图 5-1)。指导孕妇到医院就诊,遵医嘱服用钙剂等;注意局部保暖;行走时避免脚尖先着地等。

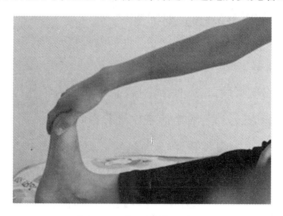

图 5-1　小腿抽筋止痛法

6.下肢及外阴静脉曲张

下肢及外阴静脉曲张多于妊娠末期发生,指导孕妇视曲张程度,采取这些措施减轻症状:避免长时间的站立;下肢绑以弹力绷带;晚间睡眠时适当垫高下肢以利于静脉回流。

7.下肢浮肿

孕妇于妊娠后期踝部及下肢浮肿,若经休息后消退,属于正常现象。应指导孕妇卧床休息,取侧卧位并稍抬高双下肢;穿舒适、宽松的裤子、鞋袜。

8.贫血

妊娠中后期,对贫血者要做好营养指导,孕妇应在医生指导下适当服用抗贫血药物。

9.腰背痛

妊娠期间孕妇常出现轻微腰背痛。应指导孕妇保持正确的姿势,预防或减轻症状的发生。丈夫或家人可以帮助孕妇做背部舒缓按摩,以减轻症状。

第三节　妊娠期营养指导

一、妊娠期营养的注意事项

1.提前3个月补充叶酸

孕妇每天应补充0.4毫克叶酸,到怀孕后3个月,预防胎儿神经管畸形。

2.孕中期注意补充钙、铁等微量元素

(1)增加铁的摄入。食物中的铁分为血红素铁和非血红素铁两种。血红素铁首要存在于动物血液、肌肉、肝脏中,这种铁吸收率较高,通常为11%~25%。植物性食物中铁为非血红素铁,主要含在各种粮食、蔬菜、坚果等食物中,此种铁吸收率低,通常为1%~15%。鱼和肉除了本身所含的铁较容易吸收外,还有助于植物性食物中铁的吸收,因而,孕妇最好在同一餐中食入适当鱼或肉。维生素C能增加铁在肠道内的吸收,应多吃些维生素C含量多的蔬菜、水果。而药物补铁则应在医生指导下进行,由于过量的铁元素的摄入将影响锌的吸收使用。

(2)增加钙的摄入。孕妇在妊娠中期,应多食富含钙的食物,如虾皮、牛奶、豆制品和绿叶菜、硬果类、芝麻酱等。应注意不能过多服用钙片及维生素D,否则会致使新生儿患高血钙症,严重者将影响胎儿的智力。孕妇每日钙的摄入量最高不可超过1000毫克。

(3)增加碘的摄入。孕妇应多食含碘丰厚的食物如海带、紫菜、海蜇、海虾等,才能确保胎儿的正常发育。孕中期和末期膳食中碘的摄入量,由非孕妇女的150微克增至175微克。

(4)其他微量元素随着胎儿发育的加快和母体的改变,需求量也相应增加。孕中期,孕妇胃口增加,只需合理分配食物,通常不会影响各种微量元素的摄入。

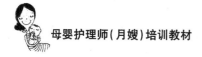

3.孕中期注意补充热量及蛋白质

热量和蛋白质与胎儿生长关系十分密切,孕妇热量和蛋白质摄取不足,可产生营养不良,引起胎儿各系统、器官发育迟缓,体重、身长增长慢,可导致低体重儿的产生。特别是孕中期正是胎儿脑细胞数量增长的时期,蛋白质供给不足可使胎儿脑发育不良,出生后难以弥补。孕中期热量摄入比孕前每日摄入量应增加200卡,可适当增加主食的摄入量,每日增加主食75克左右;孕中期比孕前蛋白质摄入量应增加15克,相当于每天增加一杯牛奶和一个鸡蛋或75克瘦肉的量。

4.孕后期营养需求特点

随着孕月的增加,孕妇对营养的需求也随之加大,需要"少食多餐"。尤其应注意食物多样,谷类为主,但不能食用过多的脂肪和碳水化合物;严格控制食盐量(每天以5克为宜);多吃蔬菜和水果;及时补充含钙丰富的食物,每天应吃奶类、豆类制品等。另外,患有贫血的妇女,应多吃绿叶蔬菜,如菠菜等,可每周补充2~3次猪肝或黑木耳,每次量不要太多;妊娠合并高血压的孕妇,要少吃蛋黄及无鳞鱼类(带鱼、鳝鱼、鳗鱼等),多吃鲜蘑菇等低脂、高蛋白食物。

二、几种营养素的食物来源

(1)钙质:奶及奶制品、豆及豆制品、深绿色蔬菜(荠菜、菠菜等)、蛋黄、小虾皮、海带等海产品。

(2)铁质:牛肉、蛋黄、苹果及猪肝、猪腰等。

(3)锌质:食物来源广泛,牡蛎含锌量最高。

(4)叶酸:猪肝、猪腰、新鲜水果等。

(5)维生素 A:橙、柑、番茄、桃、胡萝卜、牛肉等。

(6)维生素 B:奶、鱼、肉、花生、蛋黄等。

(7)维生素 C:橙、柑、番茄、杧果、蔬菜等。

习题

1.妊娠期生理特点有哪些?

2.妊娠期心理有哪些变化?如何帮助孕妇克服恐惧心理?

3.妊娠期保健应注意哪些事项?

4.妊娠后期怎样矫正乳头凹陷?

5.孕妇为什么小腿会抽筋?怎样处理?

6.如何注意妊娠营养?

_____

_____

_____

第六章　产褥期专业护理

【本章学习内容】

1.学习产妇会阴侧切护理技术。

2.掌握产妇抑郁疏导知识。

3.产妇形体恢复指导。

4.学习新生儿常见疾病预防与护理。

5.熟练掌握新生儿抚触操。

6.熟练掌握婴儿被动体操。

第一节　会阴侧切产妇护理

一、会阴侧切术

在分娩的第二产程中,当宫口开全、胎头披露时,若因产妇会阴部过紧、胎儿太大、臀位产以及早产(为防颅内出血)等影响胎儿娩出,为了防止盆底肌肉过度伸展而引起裂伤,保护阴道软组织,避免产后会阴和阴道松弛,常常会对产妇施行会阴侧切手术。它是阴部神经阻滞麻醉下,通常在阴道口左下部切开3~4厘米。

二、产妇会阴侧切日常护理

(1)保持伤口清洁、干燥,及时更换卫生巾;检查伤口有无渗血、红肿及感染情况。

（2）每天用无菌棉球或纱布擦拭外阴两次，每次便后要用消毒棉球蘸新洁尔灭擦拭、冲洗外阴,方向应该由前向后。

（3）早期做缩肛运动,促进盆底组织、会阴组织及产道恢复。

（4）产妇进行会阴侧切术的要经常采取对侧卧位,以免流出的恶露浸泡切口而不利于伤口愈合。

三、预防伤口血肿

（1）发生血肿的主要表现为:伤口严重疼痛,肛门有坠胀感。

（2）术后注意刀口情况,如果在术后 1~2 小时内伤口出现疼痛,并且越来越厉害,应马上与医生联系,预防缝合前止血不够而形成血肿。

（3）术后最初几日内产妇应采取对侧卧位,这样可使伤口内的积血流出伤口外,减少发生血肿。

四、伤口水肿护理

（1）伤口水肿,拆线前缝合线勒得很紧,可用 95% 的酒精或者 50% 的硫酸镁溶液纱布湿热敷,湿热敷料温度为 41℃~48℃,每次热敷可持续 15~30 分钟,每天做 2 次。每 3~5 分钟更换敷料一次,或热水袋放在棉垫外延长更换时间。

（2）卧位时抬高臀部,以利血液回流,减轻水肿。

五、侧切感染护理

（1）当伤口出现肿胀、疼痛、硬结时,遵医嘱服用抗生素,局部采用 1:5000 高锰酸钾温水做溶液浸泡伤口,每天 2 次,每次 10~15 分钟。

（2）用清热、解毒、散结的中药(遵医嘱)煎液清洗伤口也有很好的效果。

（3）可在家中使用白炽灯的台灯进行局部理疗,但须注意保持一定的距离不要烫伤。

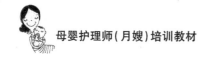

六、预防拆线后伤口开裂

(1)产后及早下床活动,多吃新鲜水果、多喝鱼汤等汤饮,不吃辛辣刺激的食物以保持排便通畅。当发生便秘时,不可用力,可用开塞露帮助通便。

(2)避免坐下、蹲等动作过于用力。如解便时,可先收敛会阴和臀部后再坐在马桶上。屏气用力常常是会阴伤口裂开的原因。坐位时身体重心偏向对侧以防伤口受压,使切口表皮错开。

(3)避免摔倒或大腿过度外展,这样都会使伤口再度裂开。

(4)在拆线后伤口裂开时,如伤口新鲜,可以再次缝合,但多数处理方式与感染伤口相似。

第二节　产妇抑郁疏导

女性产后心理上的变化十分剧烈,伴随着精神紧张、身体疲劳和面临着哺育婴儿的抚养重任,还有对经济、健康、作息及家庭人员关系考虑的加剧,同时兼有妻子、母亲、女儿和媳妇的多重身份及面对多种需要,这种角色的改变及如何扮演好各个角色,就成为心理上的极大负担。

一、产后抑郁

是从开始分娩到产后数天内,持续时间短,且基本上可以自愈的轻微精神障碍。其主要症状是:烦闷、沮丧、啼哭、焦虑、失眠、食欲缺乏、易怒。产后抑郁是由于生理因素、心理因素和环境因素等多方面综合作用的结果。

产后抑郁严重时发展成为产后抑郁症,终日闷闷不乐,觉得脑子一片空白,不能自制,失眠、疲倦、没有胃口、自责、焦虑,个别人还会出现自杀倾向,出现这种情况需要请医生进行心理疏导和治疗。

二、疏导原则

（1）母婴护理师（月嫂）入户后应先与产妇及其家属交流沟通，了解产妇的生活习惯、喜好与禁忌，牢记并遵守，尽快取得产妇的信任。

（2）注意观察产妇的情绪变化，发现产妇情绪低落时，母婴护理师（月嫂）可以主动关心她并与之交流，争取产妇能够敞开心扉，谈出自己的感受，然后帮助产妇解决具体困难，针对产妇情况进行疏导，从好的方面考虑问题。

（3）若产妇不愿谈感受时，不可坚持追问，可以先通过收拾房间，建议产妇放一些轻松的音乐，并且做一些产后形体恢复操，缓解产妇的负面情绪。

（4）在征得产妇同意的前提下，将产妇情绪状况适时适当告知家属，取得家属的支持配合。

三、注意事项

（1）注意沟通方式，不要以指导者的口气同产妇及家属讲话。

（2）注意讲话的艺术，例如，我感觉她今天的情绪不太好，我觉得情况是这样……不一定对，仅供您参考。

（3）当产妇抱怨她的家属时，不可顺其思维褒贬其家人，应以局外人的视角，引导产妇换位思考，善意理解家人的行动。

（4）要以自己的真诚感受产妇的情绪，进行良好的沟通。

四、预防发生产后抑郁的主要方法

第一，提高认识。即认识到妊娠、分娩、产褥，是女性正常的生理过程。一旦妊娠，就要了解有关妊娠方面的知识，进行相应的产前检查和咨询。

第二，在妊娠期要保持心情愉快。因为妊娠期表现焦虑的产妇，倾向于发生后抑郁。丈夫有责任给予妻子关心和生活上的帮助，减少精神刺激。这样有助于

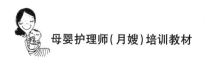

减少或减轻产后抑郁的发生。

第三,让产妇在分娩后有一个和谐、温暖的家庭环境,并保证足够的营养和睡眠。丈夫对妻子分娩所承担的痛苦给予必要的关怀和补偿。

第三节　产妇形体恢复指导

分娩后由于胎儿离开母体,子宫和腹壁尚保持怀孕时的状态,不能立即回复到怀孕前的状态,因此产妇的腹壁会显得有些松弛。为了更好地恢复身体机能、增进健康,母婴护理师(月嫂)应指导产妇,选择合适的形体恢复操。顺产产妇可在产后 3 天开始做形体恢复操;剖宫产产妇及会阴侧切的产妇则要 7 天后开始,伤口愈合后再做。时间安排在每天早上起床前或晚上临睡前。

一、做产后形体恢复操的意义

(1)较快地恢复机体的生理功能。

(2)使体力和精神状态较快地得到正常恢复,并增进食欲。

(3)有利于膀胱功能的恢复,减少尿潴留的发生。

(4)有利于恶露的排出和子宫的复原。

(5)改善肠道功能,防止便秘。

(6)增强盆底肌和筋膜紧张度,可减少子宫移位、膀胱直肠膨出和痔疮的发生。

(7)促进骨盆和全身的血液循环。

(8)加强腹壁肌肉的锻炼,防止腹壁的松弛,有利于保持健美的体型。

二、产后形体恢复操

1.准备活动

按以下顺序先活动各关节及肌肉:手指关节—腕关节—肩关节—腰背—会阴肌肉、盆底肌肉。产后 3~5 天,上述活动时间为 30 分钟左右/次,1 次/天。3~5 天后,上述活动时间为 10~15 分钟,因人而异开始增加形体恢复操。每 1~2 天增加一节,每节做 8~16 次,逐渐增加强度。

2.分节讲解

(1)第一节深呼吸运动:仰卧,两臂放在身体两侧,深吸气时,先使腹部膨胀,然后使胸部膨胀,达到极限后,屏气几秒钟,逐渐呼出气体。呼气时,先收缩胸部,再收缩腹部,尽量排出肺内气体。共进行 8~16 次。目的:锻炼胸、腹部肌肉,提高内脏活力;解除疲惫,放松情绪(图 6-1)。

(2)第二节缩肛运动:仰卧、两臂放在身体两侧,用力收缩肛门,然后放松肛门。共进行 8~16 次。目的:锻炼盆底肌肉,预防产道肌肉松弛及尿失禁。

(3)第三节举腿运动:仰卧,两臂伸直,平放在身旁,左右腿轮流举高,与身体形成直角。共进行 8~16 次。目的:加强腹直肌力量(图 6-2)。

(4)第四节抬臀运动:仰卧,双膝屈起,抬起臀部,使身体重量由肩及双足支撑。然后慢慢放下臀部。共进行 8~16 次。目的:加强盆底、腹部肌力(图 6-3)。

(5)第五节仰卧起坐:仰卧,双手放于脑后,坐起 30°以上。共进行 8~16 次。目的:增强腹直肌张力,减少腹部脂肪(图 6-4)。

(6)第六节摆胯运动:跪姿,双膝分开,双前臂支撑于床面,左右摆动胯部。共进行 8~16 次。目的:锻炼腰部肌肉,防止子宫后位(图 6-5)。

(7)第七节全身运动:跪姿,双臂支撑在床上,左右腿分别交替向后高举。共进行 8~16 次。目的:锻炼肩背、腰臀、腿部肌肉(图 6-6)。

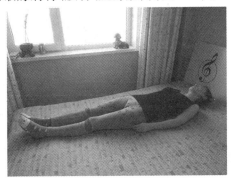

图 6-1　深呼吸运动和缩肛运动

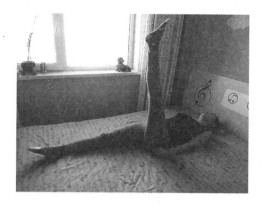

图 6-2　举腿运动

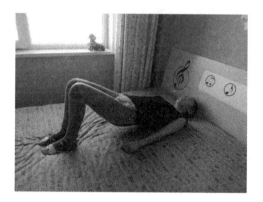

图 6-3　抬臀运动

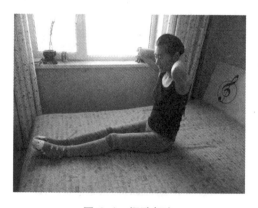

图 6-4　仰卧起坐

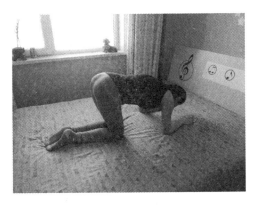

图 6-5　摆胯运动

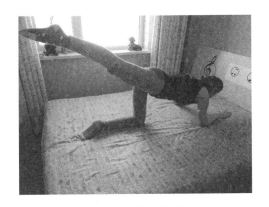

图 6-6　全身运动

三、注意事项

（1）顺产产妇可以在产后 3 天开始做形体恢复操；侧切和剖宫等不宜过早、过多活动的产妇，可在拆线后伤口感觉不到疼痛时，开始练习。

（2）饭后不宜马上做操，可在饭后一小时后进行锻炼。

（3）做操前应排净大小便。

（4）做操时可以播放轻松优美的音乐，使产妇心情愉快。

（5）产妇做完操后以不感到太疲惫，侧切伤口或腹部伤口不因做操而感觉剧

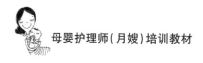

烈疼痛为适度。

（6）产妇身体不适时暂停做操,恢复后继续练习。

（7）产妇做完操后,需擦干汗水并适量补充温开水;及时更换潮湿的衣裤;条件许可的可进行淋浴,并注意预防感冒。

（8）在做形体恢复操的过程中,可能会有恶露的反复,如恶露接近没有时,在做操后恶露可能会增多,或者已经停止做操后又有少量。但是总的原则是观察恶露的量与颜色,只要略超过月经量,颜色不是鲜红的新鲜出血,一般不会有什么问题。否则应该停止做操,并向专业医生进行咨询。

第四节　新生儿常见疾病预防与护理

新生儿处于一个特殊的生理阶段,会发生一些常见疾病。母婴护理师(月嫂)要了解常见疾病的特点,做好预防和护理工作。

一、湿疹的预防与护理

湿疹病因复杂,常为内外因相互作用结果。内因是婴幼儿本身的皮肤角质层非常薄,对各种刺激因素比较敏感。外因如生活环境、气候变化、食物等均可影响湿疹的发生。一般湿疹的皮损为多形性,以红斑、丘疹、丘疱疹为主。湿疹的病程较长,时轻时重,容易复发。

1.注意"三个避免"

首先避免接触化纤衣物。新生儿的衣物一定要选择纯棉制品,柔软、舒适、无刺激性,以避免因为对化纤衣物过敏而引起湿疹。

其次避免环境过热。周围环境过热可能造成新生儿出汗,汗液的刺激以及温度高的环境易发生湿疹,也可使已发生的湿疹加重。

最后避免环境过湿。周围环境过湿可能造成新生儿湿疹发生或者加重。

2.饮食原则

由于湿疹发病多见于人工喂养的新生儿,牛奶中含有的异性蛋白可以造成新生儿过敏,导致湿疹的发生,因此一定要宣传和努力促成母乳喂养成功。

母婴护理师(月嫂)应指导哺乳产妇不要进食刺激性食物,以避免刺激物通过乳汁进入新生儿体内,增加湿疹发生的概率。

3.洗浴注意事项

已患有湿疹的新生儿,特别是渗出液体较多的湿疹时,不要过多清洗患处。洗浴用水应该以温水为宜,不要用过热的水洗浴。

给患有湿疹的新生儿洗浴时,不要使用肥皂,避免刺激使湿疹加重。

4.预防感染

由于湿疹发生后局部发痒,新生儿会用手搔抓,容易造成感染,因此要及时给其剪指甲,以免抓破皮肤造成感染。

5.其他生活细节

(1)对于患湿疹的新生儿不要自作主张乱用药物涂擦,特别是含有激素的药膏,以免产生不良反应。

(2)给宝宝换新食物的时候,第一次都要只喂一种,少量喂食,观察24小时后没有不良反应,再继续喂食。

(3)宝宝每次接受一种新食物,可能出现少量湿疹,这是婴儿出现的一种应激反应,随生长发育会自然好转。严重的过敏情况,需去医院诊治。

二、鹅口疮的预防与护理

鹅口疮是由白色念珠菌感染引起的疾病。临床表现为口腔颊部、唇内、舌、上腭和咽部黏膜上黏附着乳白色斑点,严重时融合成片,擦去后则露出粗糙的潮红的黏膜。

病菌主要来自母亲产道或被污染的奶具,或是由于某种疾病长期服用抗生素,多见于营养不良或腹泻的新生儿。一般无全身症状,如感染向下蔓延,会引起食管

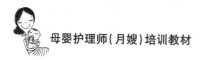

炎,可出现呕吐,严重的会影响食欲。抵抗力差时可蔓延到胃肠,引起霉菌性腹泻,严重者可发生肠道溃疡及穿孔;向下呼吸道蔓延可引起霉菌性肺炎。这些情况虽较少见,但需提高警惕。

1.注意观察口腔

如果新生儿突然不吃奶,或者吃奶时突然大哭、打冷战,就要仔细检查一下宝宝的口腔。鹅口疮呈白色凝乳状附在口腔黏膜上。特别要将鹅口疮与新生儿吃奶后残留的奶液区分开来。

区分特点是:新生儿口腔中残留奶液一经喝水就消失了,不再留有白色凝乳状物。而鹅口疮喝水后仍可见白色凝乳状物,而且用棉签擦拭后仍可见露出的粗糙潮红的黏膜。

2.母乳喂养前清洗乳头

由于母乳喂养时,新生儿需要含接母亲的乳头,如果母亲的乳头不清洁,就有可能使新生儿口腔受到感染。因此,母乳喂养前一定要清洗乳头。

3.人工喂养需要清洁消毒奶具

新生儿的奶具使用后,一定要清洗干净,不要留有残留物,以避免滋生细菌,污染奶具,进而感染到新生儿的口腔,造成鹅口疮。每次给新生儿喂奶后,都要煮沸消毒奶具,或者使用奶具消毒锅进行消毒(详见奶具消毒)。

4.鹅口疮的治疗

将医生开的专用药物,涂擦在口腔内黏膜上。应在喂奶后使用,以免吃奶时将药物冲掉。按医嘱用药,直到白色斑点消失后再用 1~2 天。同时每次喂奶后用煮沸消毒奶具,母亲喂奶前要清洗乳头,防止重复感染。

三、脐炎的预防与护理

发生脐炎时,脐带周围皮肤红肿或者发硬,脓性分泌物增多,伴有臭味。新生儿轻者可以没有全身症状,重者新生儿可以伴有发烧、食欲不佳、精神状态不好等症状。如未能及时治疗,还可能致病菌进入血液引起败血症,甚至危及生命,预防与护理方法如下。

（1）脐带结扎后的脐带残端，一般需要经过3~10天才能脱落。应保持脐带部位的干燥和清洁，避免沾染尿液或者洗澡水弄湿脐部。

（2）脐带尚未脱落时渗出分泌物或血液，需清洁干净。每天洗澡后擦干身体，一手将脐带轻轻提起，一手使用蘸有75%酒精的消毒棉棒清洁脐部，从脐带根部从内向外呈螺旋状向四周擦拭。清洁后应该使局部晾干。

（3）特别注意清洁已经呈干痂状的脐带底部，防止该部位存有脓性分泌物，未擦干净可能引起感染。

（4）脐带脱落后，脐轮潮湿或有渗出液时，继续使用蘸有75%酒精的消毒棉棒清洁脐部，从脐带根部从内向外呈螺旋状向四周擦拭。

（5）一旦出现脐炎的症状，应该及时到医院就诊。

四、呼吸道感染的预防与护理

新生儿发生呼吸道感染时，吃奶不好，精神不好。较重的表现为呼吸急促，口周发青、呼吸浅表、口吐白沫。如有较重症状时应该及时提醒产妇带孩子到医院就诊。

新生儿呼吸道感染的原因有两种，一为出生后不久发病，大多是宫内感染或产道感染；一为生后一周以上或更后发病，大多是出生后与呼吸道感染的人接触传染所致。

1.新生儿呼吸道感染的预防

预防新生儿呼吸道感染应该从分娩前开始，孕妇要避免呼吸道感染。孩子出生后应该注意卧室的通风换气，新生儿和产妇的房间不宜过多人同时进入，特别是患有呼吸道感染的人要注意与新生儿和产妇的隔离。

2.新生儿呼吸道感染的护理

轻微的呼吸道感染仅仅表现在轻微的流涕、鼻塞。新生儿身体状况良好，食欲好，可以正常哺乳，但是注意新生儿在鼻塞的情况下容易发生呛奶，因此要在喂奶

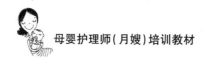

前注意清理新生儿鼻道的分泌物,喂奶也应该掌握少食多餐的原则。

新生儿呼吸道感染,严重时会变为新生儿肺炎,临床表现大多不典型,不像大孩子呼吸道感染时表现出来典型的较重咳嗽和发烧,而是低烧或者不烧,甚至体温低于正常。因此应对呼吸道感染的不典型症状有所了解,以免贻误病情。

五、尿布疹的预防与护理

尿布疹也就是平日所说的臀红,表现在臀部皮肤发红或者出现小红疹,严重时表皮肿胀、破损和流水。新生儿皮肤娇嫩,如果大小便后没能及时更换尿布,尿便的刺激,未冲洗干净洗衣粉的尿布刺激,尿布透气性差,都有可能引起尿布疹。

1.尿布疹的预防

新生儿大小便后及时更换尿布,提倡使用纸尿裤。如果使用尿布,要选择吸水性强的纯棉制品,换洗后要用开水烫洗,要冲洗干净,并在阳光下晒干。

2.尿布疹的护理

(1)大便后处理:先用湿纸巾轻轻地将臀部的粪便擦拭干净,如果大便较多,就用清洁的温水清洗干净,然后涂擦护臀霜或鞣酸软膏。如果大便很少,只用湿纸巾擦拭即可。

(2)小便后处理:一般小便后不需每次清洗臀部,以避免破坏臀部表面的天然保护膜。

(3)如发生轻度臀红则应多暴露(室温在 26℃～28℃),2～3 次/天,30 分钟/次,以使局部保持干燥,每次暴露后涂擦鞣酸软膏。

六、腹胀的护理

新生儿发生腹胀时腹部充满气体,双腿上提,尖声哭喊。一般两周时开始,到三个月大时才消失。大多在同一时间出现,以下午至晚上十点最为常见。

1.新生儿腹胀产生的原因

(1)哭闹过度。新生儿哭闹时吸入太多空气而引起腹胀。

(2)喂奶方法不当。人工喂养时奶汁没有完全充满奶嘴,使新生儿吃进很多空气。

(3)奶嘴不合适。奶嘴上的孔眼过大,奶水流速过快,让新生儿吃得太急,吞下去太多空气。

(4)吃进去的奶水在消化道内发酵而产生气体。

(5)新生儿腹肌发育及神经控制能力未成熟,缺乏弹性组织,易使空气存留肠内,发生腹胀,并产生疼痛,无法自行排气。

2.新生儿腹胀护理方法

(1)指导产妇在喂奶后,竖着抱起新生儿,正确拍嗝。

(2)喂奶后半小时,用抚触油搓热双手,顺时针轻摩其腹部,促进排气。

(3)用消毒棉签蘸凡士林,轻轻扩大肛门,协助排气。

七、新生儿腹泻的护理

新生儿腹泻,是婴幼儿期的一种急性胃肠道功能紊乱,以腹泻、呕吐为主的综合征,夏秋季节发病率最高。新生儿腹泻时的大便非常稀,看起来全是水,大便的颜色是绿色或褐色,很可能会从尿布里渗出来,腹泻严重时要及时去医院,防止脱水。

1.新生儿腹泻类型

(1)生理性腹泻。母乳喂养的新生儿,每天大便可多达7~8次,甚至10~12次,大便通常较稀薄,色黄,如果宝宝精神好,吃奶好,体重增长正常,就不必担心。

(2)喂养不当型腹泻。给新生儿喂食的奶粉过浓、奶粉不适合、奶液过凉、奶液变质时都会引起腹泻。会出现大便含泡沫,带有酸味或腐烂味,有时混有消化不良的颗粒物及黏液。常伴有呕吐、哭闹。

(3)过敏型腹泻。2%~7%的新生儿会对奶粉蛋白质过敏。使用牛奶或奶粉喂养后有难治性、非感染性腹泻超过两周,大便可混有黏液和血丝,伴随皮肤湿疹、荨麻疹、气喘等症状。

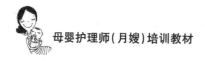

(4)感冒着凉。在新生儿患感冒或着凉时常伴有腹泻症状。

(5)病毒或细菌感染性腹泻。大便呈黄色、稀水样或蛋花汤样,量多,无脓血,应考虑轮状病毒感染;若大便含黏液脓血,应考虑细菌性肠炎。

2.新生儿腹泻护理方法

(1)母乳喂养的产妇,母婴护理师要注意调整其饮食结构,避免摄入寒凉食物,新生儿易发生寒凉泻,出现绿色、水样大便;避免偏食淀粉或食用过多糖类,易导致新生儿大便呈深棕色、水样并带有泡沫;避免食用过多的蛋白质,易导致新生儿大便有奶瓣、特别臭;避免食用过多的脂肪,易导致新生儿腹泻时大便中脂肪球多。

(2)母乳喂养的新生儿可继续坚持哺喂,不要禁食;人工喂养的新生儿要适当调稀奶水,减轻其胃肠负担,待好转后逐渐恢复正常浓度。

(3)更换奶粉品牌时注意不要过快,可先用两种奶粉混合喂养,从少量添加让新生儿逐渐适应,直到完全转换为新的奶粉。

(4)注意气候变化,及时给新生儿增减衣服,尤其注意腹部的保暖。每次大便后,都要用温水清洗宝宝的肛门及周围,涂抹护臀霜,勤换尿布。及时处理粪便并洗手消毒,以免重复感染。

(5)水泻便达10次以上时应抱新生儿去医院诊治。

八、发热的护理

新生儿体温超过37℃时应视为发热,并伴随面红、烦躁、呼吸急促、吃奶时口鼻出气热、手脚发烫等症状。发热的原因有很多,除感染因素外、环境过热、失水均可引起发热。发热严重者及由感染引起的发热应迅速带到医院就诊,不可自行用药。

(1)体温不超过38.5℃时不要随便服药,应采用物理降温,如以下方法。

① 打开包被,解开衣服以散热。

②调整室温在22℃～24℃,适当通风散热。

③温水擦浴:部位为新生儿的前额为主,颈部、腋下、大腿根部等大血管集中处为辅,不宜采用酒精。注意要用湿毛巾拍拭这些部位,不可用力擦拭,防止损伤新生儿娇嫩的皮肤。

④温水浴:水温比体温低2℃左右,时间以15分钟左右为宜,或根据体温延长时间,浴后擦干全身。

⑤给新生儿适当补充温开水。

⑥患儿出汗后,及时换下汗湿衣服,保持皮肤清洁,避免捂汗。

(2)在做物理或药物降温时应注意:每隔20~30分钟应量一次体温,同时注意宝宝呼吸、脉搏及皮肤颜色的变化。如发现孩子精神萎靡、面色苍白或有呕吐、腹泻等其他症状,则应立即去医院诊治,以防病情恶化。

第五节　新生儿的预防接种

一、卡介苗

新生儿接种的第一种疫苗就是卡介苗,可以增强宝宝对于结核病的抵抗力,预防严重结核病和结核性脑膜炎的发生。目前我国采用的是减毒活疫苗,安全有效。宝宝在出生后,就要及时接种卡介苗。

(1)接种时间:卡介苗是每一个健康的新生儿必须接种的疫苗,一般在新生儿出生后24小时内进行接种。在新生儿满3个月时,还要进行复查(做结核菌素实验),了解卡介苗接种后是否有效。

(2)如果新生儿出生体重不满2500克,有先天性免疫缺陷的,体温高于37.5℃,为早产儿,出生时有严重窒息,有吸入性肺炎,在各期疾病的急性期,患严重湿疹时,均暂时不能接种卡介苗,待身体恢复后才可接种。

(3)在新生儿的左上臂外侧、三角肌附着处进行皮内接种。接种后2~3天仅可见在接种部位有小红点样的针眼,几天后便很快消退,看似正常皮肤。到新生儿快满月时,才会在注射的局部出现反应,接种部位可出现红肿,并形成肿块,以后在肿块的中央逐渐变软,形成小脓包,当小脓包自行破溃后,可渗出黄白色脓液,此时局部形成溃疡并结痂,并继续流脓,这样反复多次,最后经过 2~3 个月痂皮脱落,形成一颗永久性的略凹陷的圆形疤痕。这是接种卡介苗的正常反应过程。

(4)护理要点:在此期间给新生儿洗澡时,应避免将洗澡水弄湿注射部位的皮肤,保持局部清洁,避免其他细菌感染。密切观察新生儿的皮肤、腋下、耳后、脖后淋巴结是否肿大。

二、乙型肝炎疫苗

乙型肝炎疫苗可以很好地预防乙肝病毒的感染,新生儿出生后成功接种乙型肝炎疫苗就能够确保将来不会感染乙肝。单用乙型肝炎疫苗阻断母婴传播的保护率为 87.8%。

(1)乙型肝炎疫苗全程接种共 3 针,按照 0、1、6 个月程序,即接种第 1 针疫苗后,满月注射第 2 针疫苗,第 6 个月注射第 3 针疫苗。新生儿接种乙型肝炎疫苗越早越好,要求在出生后 24 小时内接种。

(2)新生儿的接种部位为大腿前部外侧肌肉内注射。

(3)注射部位可能有红肿、疼痛、发热等反应;少数伴有轻度发烧、不安、食欲减退,这些症状大多在 2~3 天内自然消失。

(4)体重低于 2500 克、先天性免疫缺陷的、在各期疾病的急性期或过敏体质的小儿均不宜接种。

第六节　新生儿抚触操

新生儿抚触操是抚触者用手对新生儿有序地、有手法地科学抚摸,让大量温和的良性刺激通过皮肤传达到中枢神经,产生积极的生理效应。母婴护理师(月嫂)应科学地护理新生儿,适当地为其做抚触护理。

一、做抚触操的意义

(1)刺激新生儿淋巴与血液循环系统,增强抵抗疾病的能力。

(2)促进新生儿消化系统功能,宝宝食欲好、吃得饱,体重合理增长。

(3)提高新生儿睡眠质量,促进大脑发育。

(4)抚平新生儿暴躁的情绪,减少哭泣。

(5)增加新生儿与妈妈的亲子交流,更好地适应新生活。

二、抚触前的准备

(1)时间选择:喂奶后 1 小时,洗澡后最好。

(2)室温调节:室温保持在 24℃~26℃之间,如果达不到,应先开空调或其他取暖设备将房间加温。不要有对流空气。

(3)选择一个柔软平坦的台子或床。

(4)为新生儿脱去衣裤和尿布。

(5)清洗双手,摘除手表、戒指等饰物,涂抹润肤油,双手对掌摩擦均匀,双手保持温热不凉为佳。

三、抚触操

(1)前额:将双手的大拇指放在新生儿双眉中心,其余的四指放在新生儿头的两侧,拇指从眉心向太阳穴的方向进行按摩(图6-7)。

(2)下颌:双手的拇指放在新生儿下颌正中央,其余四指置于新生儿脸颊的双侧,双手拇指向外上方按摩至双耳下方(图6-8)。

(3)头侧:双手四指分别从头两侧滑向耳部,在耳上、耳后、耳下略做停留(图

6-9)。

(4)头部:左右手交替动作,用手的前指肚部位从头部前发际滑向后脑直至耳后。注意囟门不要用力压(图6-10)。

(5)胸部:双手放在新生儿胸前左右肋部,右手滑向左上侧,按摩至新生儿左肩部,此后换左手按摩至右肩部。注意操作时手要避开乳房部位(图6-11、图6-12)。

(6)腹部:将右手放在新生儿腹部右下方,沿顺时针方向做圆弧形滑动,左手紧跟右手从右下腹部沿弧形按摩(图6-13)。

(7)上肢:双手握住新生儿一只胳膊,沿上臂向手腕的方向边挤压边按摩,再滑到手掌、手指,做完一只手臂,换另一只手臂(图6-14~图6-17)。

(8)下肢:双手握住新生儿的一条腿,抬起,沿大腿根部向下滑动到脚踝,边挤压边按摩,再做脚掌、脚趾,做完一只腿,换腿(图6-18~图6-20)。

(9)背部:双手平行放在新生儿背部,沿脊柱两侧,用双手向外侧滑触,从上至下依次进行。然后用手沿脊柱从上向下轻扶新生儿背部(图6-21~图6-22)。

(10)骶部:将右手手指放在背后新生儿骶部,呈螺旋形按摩(图6-23)。

(11)臀部:双手掌放在背后新生儿臀部两侧,做弧形滑动。

抚触后处理:穿好纸尿裤和衣服。

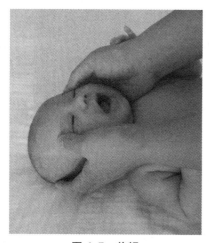

图6-7 前额

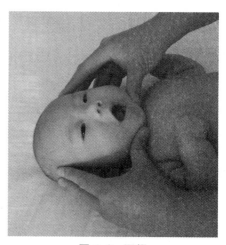

图6-8 下颌

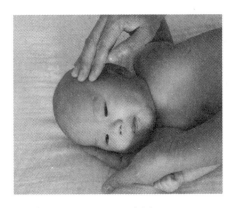

图 6-9　头侧

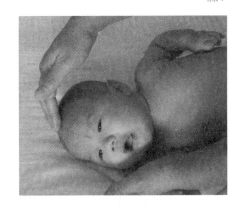

图 6-10　头部

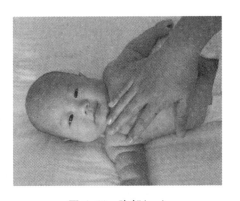

图 6-11　胸部（一）

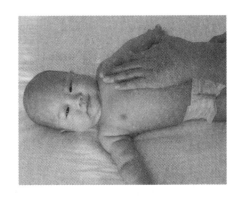

图 6-12　胸部（二）

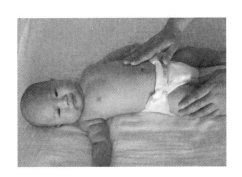

图 6-13　腹部

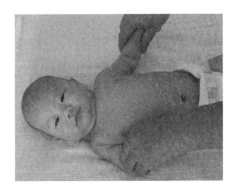

图 6-14　上肢（一）

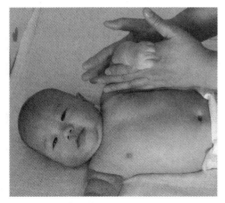

图 6-15 上肢(二)

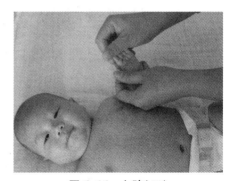

图 6-16 上肢(三)

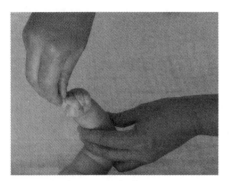

图 6-17 上肢(四)

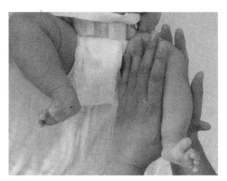

图 6-18 下肢(一)

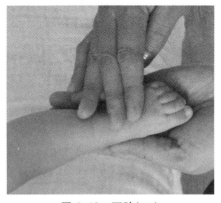

图 6-19 下肢(二)

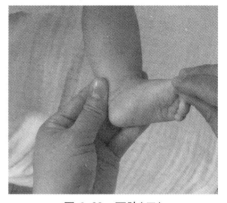

图 6-20 下肢(三)

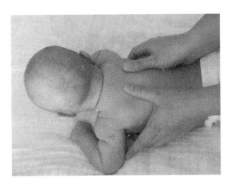

图 6-21 背部（一）

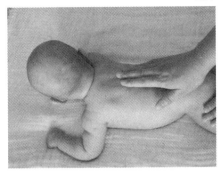

图 6-22 背部（二）

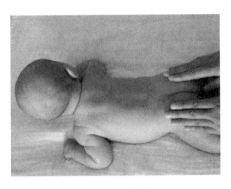

图 6-23 臀部

四、抚触操注意事项

（1）选择适当时间进行抚触,最好是在洗完澡后或睡前,饭后 1 小时以后是抚触的最好时机,可避免吐奶。

（2）室温以 28℃ 左右为宜,做抚触时室内不要有穿堂风。

（3）抚触不是按摩,只是触摸肌肤,所以不可太用力(特别是抚触背部时,避免损伤脊柱)。

（4）每个动作重复 4 遍,抚触全部动作应在 10 分钟之内完成,每天做 1~2 次即可。

（5）一旦新生儿哭闹,不愿意继续,应立即停止抚触。

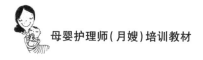

(6)如果新生儿患病或身体不适,应暂停抚触。

(7)抚触时居室宜保持安静、光线自然,可与新生儿用语言交流或为新生儿播放优美的音乐。

第七节　婴儿被动体操

婴儿被动体操是婴儿在成人的帮助下进行的被动锻炼操,不仅是促进婴儿全身发育的初级锻炼好方法,还是一个很好的亲子交流项目。母婴护理师(月嫂)应熟练运用婴儿被动操开展大动作训练,促进新生儿发育。

婴儿被动操适用于 20 天~6 个月的婴儿,根据月龄和体质,循序渐进,每天可做 1~2 次,每次不超过 15 分钟。避免在新生儿过饥或过饱的状态下进行,最佳时间应选择喂奶后 1 小时左右进行。做时少穿些衣服,所着衣服要宽松、质地柔软,使宝宝全身肌肉放松。操作时动作要轻柔而有节律,可配上舒缓优美的音乐。

一、做操前准备

(1)居室温度以 20℃ 左右为宜,室内不要有穿堂风。

(2)母婴护理师(月嫂)剪短指甲并使之光滑,摘掉手上饰物,以免划伤新生儿。

(3)母婴护理师(月嫂)洗净双手,保持双手温暖,脱掉新生儿多余衣服,只穿贴身的内衣即可。

二、做操步骤

(1)准备活动:按摩全身。先握住新生儿双肩,从肩向下挤捏至腕部;再自胸部到腹部进行按摩,手法呈环形;最后握住新生儿大腿根部,从大腿根部向下挤捏至脚踝部(图6-24)。

（2）扩胸运动：握住新生儿的双手，使双臂屈曲于胸前，然后双臂打开，平伸于身体两侧（图6-25~图6-26）。

（3）伸展运动：握住新生儿的双手，上举至头两侧，然后双臂慢慢放下至身体两侧（图6-27~图6-28）。

（4）屈腿运动：握住新生儿的双小腿，令双腿膝关节上抬，并屈曲成90度，然后双腿慢慢伸直并拢（图6-29~图6-30）。

（5）抬腿运动：握住新生儿的双小腿，双腿伸直举至与身体呈90度，然后慢慢放下双腿（图6-31~图6-32）。

（6）转手腕：一只手握住新生儿的前臂，另一手握住新生儿的手掌，沿顺时针慢慢转动手掌，再沿逆时针缓缓转动，然后换手（图6-33）。

（7）转脚腕：一只手握住新生儿的一侧小腿，另一只手握住新生儿的脚掌，沿顺时针缓缓转动，再沿逆时针缓缓转动，然后换另一只脚（图6-34）。

（8）翻身运动：一手扶住新生儿腹部，另一手扶住新生儿肩背部，同时稍用力推肩，新生儿即可翻身，把双臂屈曲前伸呈俯卧，做抬头训练30秒~1分钟，然后转身呈仰卧位（图6-35）。

（9）整理活动：按摩全身。先握住新生儿双肩，从肩向下挤捏至腕部；再自胸部到腹部进行按摩，手法呈环形；最后握住新生儿大腿根部，从大腿根部向下挤捏至脚踝部（图6-36）。

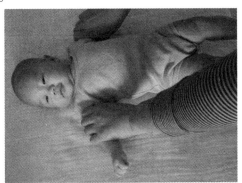

图6-24　准备活动

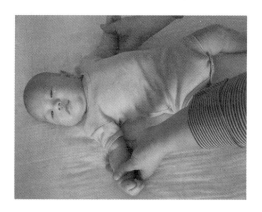

图 6-25　扩胸运动（一）

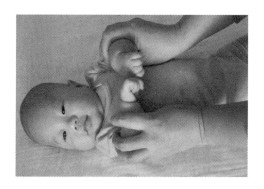

图 6-26　扩胸运动（二）

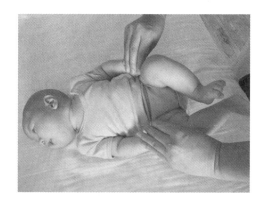

图 6-27　伸展运动（一）

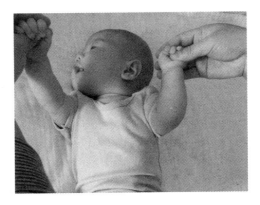

图 6-28　伸展运动(二)

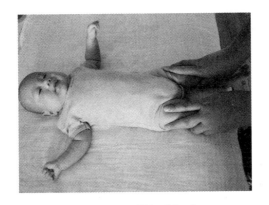

图 6-29　屈腿运动(一)

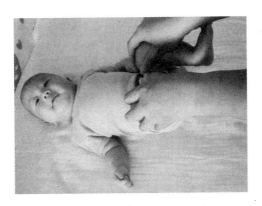

图 6-30　屈腿运动(二)

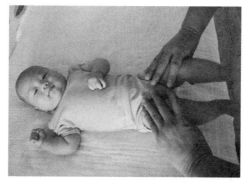

图 6-31 抬腿运动(一)

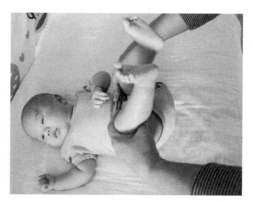

图 6-32 抬腿运动(二)

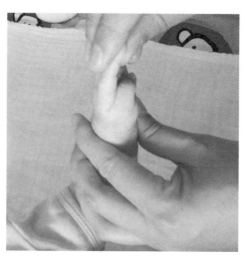

图 6-33 转手腕

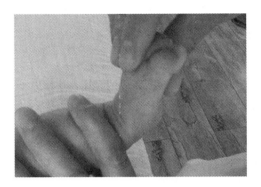

图 6-34　转脚腕

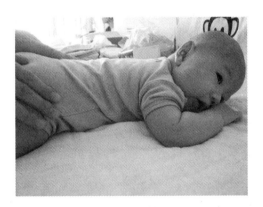

图 6-35　翻身运动

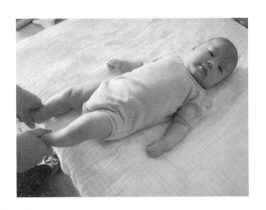

图 6-36　整理活动

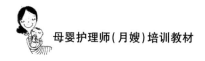

三、做操后的护理

母婴护理师(月嫂)指导产妇在温暖的环境中替新生儿换上干净尿布,穿上做操时脱下的衣服。及时给宝宝喝适量温开水,补充体液。

做操全程新生儿不哭闹,无吐奶发生,表情欢娱。一旦新生儿哭闹,不愿意继续,应立即停止。

习题

1.侧切产妇的护理要点有哪些?

2.怎样为产后抑郁的产妇做心理疏导?

3.如何指导产妇做形体恢复操?

4.新生儿有哪些常见疾病?

5.怎样预防新生儿湿疹?

6.如何给新生儿做抚触?什么时机最佳?

7.怎样给新生儿做被动操?操后怎样护理?

第四部分

高级职业技能

第七章　均衡营养与体质辨证调护

【本章学习内容】

1.了解均衡营养膳食宝塔。

2.学习产褥期体质辨证及饮食调护。

3.掌握常用催乳药膳制作。

第一节　中国居民平衡膳食宝塔解读

母婴护理师(月嫂)需要具备基本的营养健康理念,在实际护理工作中更好地为产妇、新生儿及其他人群指导科学饮食。

一、中国居民平衡膳食宝塔

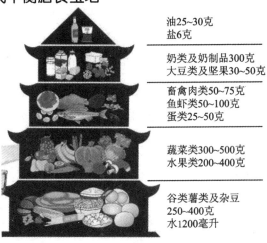

油25~30克
盐6克

奶类及奶制品300克
大豆类及坚果30~50克

畜禽肉类50~75克
鱼虾类50~100克
蛋类25~50克

蔬菜类300~500克
水果类200~400克

谷类薯类及杂豆
250~400克
水1200毫升

图7-1　中国居民平衡膳食宝塔(2016)

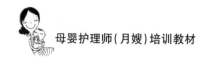

二、均衡营养理念

身体健康要做到以下四点:均衡的营养,充足的睡眠,适量的运动,乐观的心态。生命离不开均衡营养,均衡营养来源于科学饮食。

膳食结构是指膳食中各类食物的数量及其在膳食中所占的比重,由于影响膳食结构的因素是在逐渐变化的,所以膳食结构不是一成不变的,通过适当的干预可以促使其向更利于健康的方向发展

膳食平衡:是指膳食中所含的营养素种类齐全、数量充足、比例适当,即氨基酸平衡、热量营养素平衡、酸碱平衡以及各种营养素摄入量之间也要平衡,只有这样才利于营养素的吸收和利用。

中国居民平衡膳食宝塔,是根据中国居民膳食指南,结合中国居民膳食结构特点而量身设计的食物定量指导方案,它把平衡膳食的原则转化成各类食物的重量,并以宝塔形式表现出来,直观地告诉居民食物分类的概念及每天各类食物的合理摄入范围,便于群众理解和在日常生活中实行。

三、中国居民平衡膳食宝塔(2016)解读

第一层是水与最重要的粮谷类食物,它构成塔基,是热量的主要来源。每日粮豆类食物摄取量为 250~400 克,粮食与豆类之比为 10∶1。

第二层是蔬菜和水果,每日蔬菜摄入量 300~500 克,其中绿叶菜应保持 50%以上;水果摄入量 200~350 克。主要补充矿物质、维生素和膳食纤维。

第三层为动物性食品,禽、肉、鱼、蛋等,每日摄入量为 120~200 克。主要提供蛋白质、脂肪、B 族维生素和矿物质。

第四层是奶和奶制品,每日摄取量为 300 克;大豆类和坚果每日摄入量 25 克以上。主要补充优质蛋白和钙。

第五层塔尖为适量的油 25~30 克、盐 6 克。油脂类可供给热量,促进脂溶性维生素的吸收,供给不饱和脂肪酸。应少吃动物脂肪,多吃植物油。

《指南》针对 2 岁以上的所有健康人群提出 6 条核心推荐,分别为:食物多样,谷类为主;吃动平衡,健康体重;多吃蔬果、奶类、大豆;适量吃鱼、禽、蛋、瘦肉;少盐少油,控糖限酒;杜绝浪费,兴新食尚。

每天的膳食应包括谷薯类、蔬菜水果类、畜禽鱼蛋奶类、大豆坚果类等食物。平均每天摄入 12 种以上食物,每周 25 种以上。各年龄段人群都应天天运动、保持健康体重。坚持日常身体活动,每周至少进行 5 天中等强度身体活动,累计 150 分钟以上。蔬菜水果是平衡膳食的重要组成部分,吃各种各样的奶制品,经常吃豆制品,适量吃坚果。鱼、禽、蛋和瘦肉摄入要适量。少吃肥肉、烟熏和腌制肉食品。成人每天食盐不超过 6 克,每天烹调油 25~30 克,每天摄入不超过 50 克。足量饮水,成年人每天 7~8 杯(1500~1700 毫升),提倡饮用白开水和茶水。

四、合理搭配

配制合理的饮食就是要选择多样化的食物,使所含营养素齐全,比例适当,以满足人体需要。

(1)粗粮细粮要搭配:粗粮细粮合理搭配、混合食用可提高食物的风味,有助于各种营养成分的互补,还能提高食品的营养价值和利用程度。

(2)副食品种类要多样,荤素搭配:肉类、鱼、奶、蛋等食品富含优质蛋白质,各种新鲜蔬菜和水果富含多种维生素和无机盐。两者搭配能烹调制成品种繁多、味道鲜香的菜肴,不仅富于营养,又能增强食欲,有利于消化吸收。

(3)主副食搭配:主食是指含碳水化合物为主的粮食作物食品。主食可以提供主要的热能及蛋白质,副食可以补充优质蛋白质、无机盐和维生素等。

(4)干稀饮食搭配:主食应根据具体情况采用干稀搭配,这样,一能增加饱腹感,二能有助于消化吸收。

(5)要适应季节变化:夏季食物应清淡爽口,适当增加盐分和酸味食品,以提高食欲,补充因出汗而导致的盐分流失。冬季饭菜可适当增加油脂含量,以增加热能。

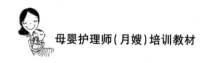

第二节　产褥期体质辨证及饮食调护

母婴护理师(月嫂)为产妇调理身体、食疗养生必须讲究科学辨证论治,其中体质的辨别是重要的一项。

所谓体质,是指在人的生命过程中,在先天禀赋和后天获得的基础上,在其生长发育和衰老过程中逐渐形成的与自然、社会环境相适应的形态、心理及生理功能上相对稳定的特征。也就是我们通常所说的在人类群体中普遍存在的个体差异。

现代中医把人体体质分为九种:平和体质、气虚体质、阳虚体质、阴虚体质、痰湿体质、湿热体质、血瘀体质、气郁体质、特禀体质。

一、平和体质

这种体质的人形体匀称健壮,目光有神,头发稠密有光泽,面色红润,精力充沛,不易疲劳。通常表现为情绪稳定,性格随和开朗,生活规律,对自然环境、社会环境及气候的变化适应能力比较强,平时患病较少,即使患病,对治疗的反应也比较敏感,痊愈快,自我康复能力强。

调养方法:这种体质的人不需药物调养。可以适度进行体育锻炼,劳逸结合;环境起居应顺应四时阴阳;食物宜多样化,不偏食,不过饥过饱及偏寒偏热;保持清净理智、开朗乐观、心理平衡。

二、气虚体质

这种体质的人肌肉松软不实,性格内向,不喜冒险。对外界环境适应能力较差,不耐受风、寒、暑、湿邪,极易患感冒及内脏下垂等,病后康复较慢。常常表现为:精神不振,语音低弱,气短懒言,容易疲乏、出汗,舌淡红,脉虚弱。

调养方法:这种体质的人起居宜柔缓,不宜做剧烈运动,应坚持散步、慢跑、打太极、五禽戏等体育项目;环境起居夏当避暑,冬当避寒,以防感冒;常食益气健脾食物,如粳米、糯米、小米、大麦、山药、土豆、大枣、香菇、鸡肉、鹅肉、兔肉、鹌鹑、牛肉、青鱼、鲢鱼,少吃耗气食物如生萝卜、空心菜等。精神应清净养藏,不躁动,少思虑。

三、阳虚体质

是一种火力不足,畏寒怕冷的体质。这种体质的人肌肉松软不实,喜暖怕凉,性格多沉静、内向,或整日精神不振、消沉,耐春夏不耐秋冬,易感风、寒、湿邪。常常表现为:畏寒怕冷,手足不温,月经推后,不育不孕,水肿等。

调养方法:夏天应不露宿室外,睡眠时不直吹电扇及空调。夏季多进行日光浴;冬天避免在大风、大雪及空气污染的环境中锻炼。宜做舒缓柔和的运动,如散步、慢跑、太极拳、五禽戏、八段锦等。多食羊肉、狗肉、鹿肉、鸡肉,少吃西瓜等生冷食物。

四、阴虚体质

这种体质的人体形多偏瘦,性情急躁,性格多外向好动,耐冬不耐夏,不耐受暑、热、燥邪。常常表现为:心烦易怒,口燥咽干,渴喜冷饮,手足心热;或心悸健忘、失眠多梦;或腰酸背痛、眩晕耳鸣、男子遗精、女子月经量少、大便干燥等。

调理方法:夏应避暑,冬要养阴,居室应保持安静,生活要规律,遇事要冷静沉着,少参加争夺胜负的文娱活动,不熬夜,不做剧烈运动,宜做动静结合的运动项目,如打太极拳、练八段锦等,并注意节制性生活。

饮食宜多食梨、百合、银耳、木瓜、菠菜、无花果、冰糖、茼蒿等甘凉滋润食物,多喝沙参粥、百合粥、枸杞粥、桑葚粥、山药粥,少吃葱、姜、蒜、辣椒等辛辣燥烈食品。

五、痰湿体质

这种体质的人体形多肥胖,腹部多肥满松软,性格温和,善于忍耐,但对梅雨季

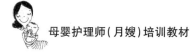

节及潮湿环境适应能力较差。常常表现为:面部皮肤油脂较多,汗多且发黏,口中黏腻或有甜味,喜食甜黏或油腻之品,神倦乏力,懒动,嗜睡,身重如裹,或胸闷,痰多,四肢浮肿,大便不成形。

调理方法:这种体质的人应远离潮湿,多参加各种户外活动,多听轻松音乐,以动养神。最好长期坚持体育锻炼,如散步、慢跑、球类、游泳、八段锦、五禽戏,以及各种舞蹈,活动量应逐渐增强,让松弛的皮肉逐渐结实致密。

饮食要少食甜黏油腻之品,少喝酒,多食健脾利湿、化痰祛湿的清淡食物,如白萝卜、葱、姜、白果、红小豆等。

六、湿热体质

这种体质的人形体中等或偏瘦,面垢油光,易生痤疮,对夏末秋初湿热气候较难适应,容易心烦急躁。常常表现为:口苦口干,身重困倦,大便黏滞不畅或干结,小便赤黄,男性易阴囊潮湿,女性易白带增多,舌质偏红,舌苔黄腻,脉滑数。

调理方法:这种体质的人居住环境宜干燥通风,放松身心,避免熬夜过劳。坚持高强度、大运动量锻炼,如中长跑、游泳、爬山、球类等。

多吃西红柿、草莓、黄瓜、绿豆、芹菜、薏米、苦瓜等食物,多饮石竹茶,少喝酒,少吃葱、姜、蒜、辣椒等辛辣燥烈品。

七、血瘀体质

这种体质的人胖瘦均见,肤色晦暗、面部色素沉着,且不耐受寒冷气候。常常表现为:烦躁,口唇色暗,眼圈暗黑,妇女则痛经或经闭,舌质暗或有瘀点。

调理方法:这种体质的人居住环境宜温不宜凉,作息要规律,睡眠要充足,精神要愉悦。多做一些有益于心脏血脉的活动,如舞蹈、太极拳、八段锦、保健按摩等。饮食要常食红糖、丝瓜、玫瑰花、月季花、酒、桃仁等活血化瘀的食品,酒可少量常饮,醋可多吃,宜喝山楂粥、花生粥。

八、气郁体质

这种体质的人形体消瘦,性格内向,敏感多虑,对精神刺激适应能力较差,每遇阴雨天情绪格外低落。常常表现为:神情抑郁,情感脆弱,烦闷不乐,急躁易怒,胸闷不舒,乳房、小腹胀痛,月经不调。

调理方法:要主动寻找快乐,常看喜剧、励志剧,多听轻松开朗的音乐,多参加社交活动。室内要常通风,装修格调要明快亮丽。多进行跑步、爬山、武术、游泳等体育活动。少饮酒,多食行气食物,如佛手瓜、橙子、荞麦、韭菜、茴香菜、大蒜、高粱、刀豆等。

九、特禀体质

这种体质的人以生理缺陷、先天失常、过敏反应为主要特征。常常表现为:哮喘、咽痒、鼻塞、喷嚏、荨麻疹等;遗传性疾病如血友病、先天愚型等;胎传性疾病如五迟(立迟、行迟、发迟、齿迟和语迟)、五软(头软、项软、手足软、肌肉软、口软)等。

调理方法:特禀体质的人情况较复杂,要根据相关体质特征调养。

第三节　常用催乳药膳制作

产妇乳汁很少或点滴全无,称为缺乳。常见乳房柔软,不胀不痛;或乳房胀硬疼痛,伴有发热、胸肋胀痛、食欲不振等现象。产妇产后缺乳,除了可以用食物催奶、按摩点穴等中医手法催奶外,还可以配合催乳药膳促进乳汁分泌。

常用的益乳食物搭配催乳中药,制作美味又催乳的药膳,对帮助产妇建立身体内部环境新秩序,重新储备营养,纠正产后虚症及缺乳有积极的作用。

采用药膳调养产妇,要辨证施膳。首先要全面分析产妇的体质、健康状况、缺乳性质,季节时令、地理环境等多方面情况,判断其基本症状;根据"寒者热之,热者

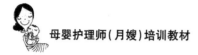

寒之,虚者补之,实者泻之"的法则,确定食疗方案,给予适当的药膳调养。

常用的催乳中药有通草、王不留行、当归、黄芪、穿山甲、路路通、玉米须等,用法用量宜遵循医嘱。

一、常用的催乳药膳制作

1.丝瓜鲫鱼通乳汤(图7-2)

食材:500克鲜鲫鱼,丝瓜200克,黄酒、姜、葱适量。

中药:通草6克。

作法:活鲫鱼500克,洗净,背上剖十字花刀。两面略煎后,烹黄酒,加通草6克,加入适量清水、姜、葱等,小火焖炖20分钟。丝瓜200克,洗净切片,投入鱼汤,旺火煮至汤呈乳白色后加盐,3分钟后即可调味食用。

功效:益气健脾,通调乳汁。

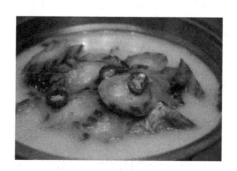

图7-2　丝瓜鲫鱼通乳汤

2.清蒸乌骨鸡(图7-3)

食材:500克乌鸡1只,葱、姜、盐、黄酒适量。

中药:党参15克,黄芪25克,枸杞子15克。

作法:乌鸡1只,洗净切块,焯水除浮沫后,与葱、姜、盐、黄酒等拌匀,加党参15克、黄芪25克、枸杞子15克,隔水蒸20分钟即可,调味后喝汤食肉。

功效:补益气血,催乳下奶。

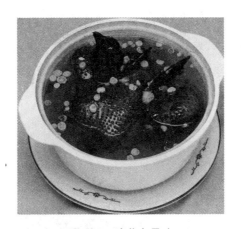

图7-3　清蒸乌骨鸡

3.芪肝汤（图7-4）

食材:猪肝500克,黄酒、盐、葱适量。

中药:黄芪30克。

作法:猪肝500克,切片洗净,浸水后撇除血水。冷水下锅,除浮沫,加黄芪30克同煮。烧沸后加黄酒、盐等调料,用小火煮30分钟。适当加葱段调味出锅。

功效:适宜气血不足,乳汁清稀的产妇。

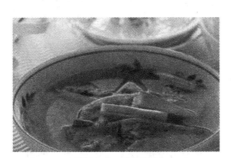

图7-4　芪肝汤

4.当归羊肉汤(图7-5)

食材:羊肉100克,老姜、盐、料酒适量。

中药:当归20克。

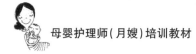

作法:羊肉、生姜切片,当归洗净掰开,羊肉在沸水里焯去血水。锅内加入适量清水,放入羊肉和当归、姜片大火煮沸。加入料酒转中火炖至羊肉软烂,加入盐调味即可。

功效:适宜脾胃虚寒,气血虚弱少乳者。

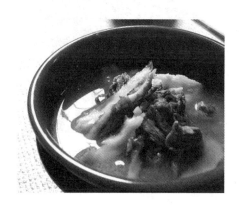

图 7-5 当归羊肉汤

5.山药炖鸡(图 7-6)

食材:土鸡半只,黄酒、盐适量。

中药:黄芪 30 克,党参 15 克,山药 15 克,红枣 15 克。

作法:土鸡半只,洗净,斩块,焯水除浮沫后,冷水下锅,加入黄芪 30 克、党参 15 克、山药 15 克、红枣 15 克,浇入黄酒 50 克,大火烧开,小火慢炖 50 分钟,调味食用。

功效:适宜脾胃虚弱少乳者。

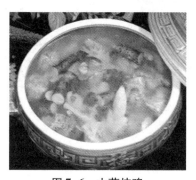

图 7-6 山药炖鸡

6.穿山甲炖猪蹄（图7-7）

食材:猪蹄2只,盐适量。

中药:穿山甲10克、王不留行10克,木通、青皮各6克。

作法:穿山甲10克,王不留行10克,木通、青皮各6克,用纱布包好;猪蹄2只去毛洗净剁块,焯水除血浮沫后,同放锅中,加冷水适量,大火烧开、小火炖至熟烂,去药包,调入食盐。食蹄喝汤,每日1剂,分2次食完。

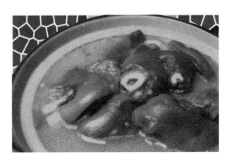

图7-7　穿山甲炖猪蹄

功效:疏肝理气,通经下乳。

二、制作药膳的注意事项

(1)运用药膳调养时,应注意食物与药物的禁忌:如黄连、甘草、乌梅、桔梗忌猪肉;鳖肉忌薄荷、苋菜;鸡肉忌黄鳝;蜜忌葱;天门冬忌鲤鱼;白术忌大蒜、桃、李;人参忌萝卜等。

(2)水肿的产妇,在配制药膳时应少放盐,宜清淡。

(3)对体质肥胖的产妇宜服低脂肪食物的药膳(尤其不宜动物脂肪)。

(4)糖尿病患者慎用或不用以淀粉类、糖类烹调的药膳。

(5)应用药膳还应注意食疗中药的五味与五脏的关系。一般说来,辛入肺,甘入脾,苦入心,酸入肝,咸入肾。只有根据性味合理选用药膳,才能达到滋补身体目的。

(6)选料与加工,药膳所用的中药材和食材都应认真精选,为保证药膳疗效,还应对药材与食物进行必要的加工处理。

(7)烹调技巧,优良的药膳必须讲究烹调技巧。药膳除应具备一般饮食的色、香、味、形外,还要尽可能保留其营养、有效成分,以更好地发挥调养作用。

(8)中药在熬制时一定要注意用具,不要使用金属制品。

(9)无论药膳用于何种用途,一定要适量,如若过多可能会导致副作用。

习题

1.均衡营养理念是什么?

2.怎样合理搭配日常饮食?

3.现代中医把人体分为哪九种体质?

4.阴虚与阳虚有什么不同?

5.常用催乳药膳的注意事项是什么?

第八章　产褥期特殊护理

【本章学习内容】

1.掌握剖宫产护理知识。

2.掌握急性乳腺炎的预防与护理知识。

3.学习产妇乳房健美操。

4.学习产妇恢复瑜伽。

5.了解早产儿生理特点与护理知识。

6.掌握新生儿黄疸观察要点。

7.熟练运用新生儿五项智力开发方法。

8.掌握新生儿意外伤害防范与紧急处理技能。

第一节　剖宫产护理

剖宫产又称剖腹产,是用手术的方式,切开孕妇腹壁及子宫壁,取出胎儿及其附属物的助产过程。剖宫产适用于胎儿窘迫、产程迟滞、骨盆狭窄或胎位不正、多胞胎、前胎剖宫生产或子宫经历过手术、母体重症肝炎、糖尿病等不适宜阴道生产、胎儿巨大、产道或产力异常等症状。由于该手术伤口大、创面广,很容易产生术后并发症,所以,做好术后护理是产妇顺利康复的关键。高级母婴护理师(月嫂)要掌握剖宫产术后的全方位护理。

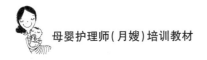

一、体温监测

母婴护理师(月嫂)要时刻关注产妇体温,协助护士测量产妇体温。一般术后1~2日体温可轻度升高,不超过38℃,为手术吸收热无须处理。术后3天左右低热考虑泌乳热,严重时体温可升至38℃~39℃,需告知医生正确处理。母婴护理师(月嫂)要时刻指导产妇乳房护理,哺乳前用温水清洗乳头,勤换内衣,教会产妇采用舒适体位、正确的哺乳姿势和婴儿含乳姿势,做到有效吸吮、勤吸吮,必要时人工疏通乳腺管、及时排奶,预防急性乳腺炎。

二、心理关爱

产妇初为人母,心情大多既高兴又紧张,对手术刀口愈合情况等因素较为担心。母婴护理师(月嫂)应在产妇回病房清醒后半小时内做好母婴皮肤接触,促进母乳喂养的同时,稳定产妇的情绪,安抚护理告诉产妇一些术后的基本常识,取得积极的配合。对部分有重男轻女倾向而生女婴的产妇,尤其要做好思想工作,减少心理刺激,协调丈夫及家属关心安慰产妇,鼓励产妇以正确的心态调整自己的情绪,避免因恼怒抑郁而致缺乳现象的出现。

三、术后体位与活动

术后取平卧位,保证产妇头偏向一侧以防呕吐物吸入气管内引起吸入性肺炎。术后6小时内每30分钟协助家属进行一次双下肢活动,可有效预防静脉血栓。

术后第二天取半卧位,有利于深呼吸及排出恶露。鼓励产妇术后在床上活动肢体,勤翻身,可增加肠蠕动利于尽早排气。

术后24小时拔出导尿管后,协助产妇下床活动。这样不仅能增加胃肠蠕动,还可预防肠粘连及形成静脉血栓。下床活动前可用束腹带保护腹部,这样产妇走动时就会减少因为震动的关系碰到伤口而引起疼痛。术口愈合后积极进行正确的产后恢复锻炼。

四、帮助产妇缓解疼痛

术后随着麻醉作用消失后,产妇会感到切口疼痛,术后 24 小时内最明显。母婴护理师(月嫂)指导产妇翻身,咳嗽时轻按腹部两侧以减轻疼痛。可在腹部系腹带减轻伤口张力,协助产妇取舒适卧位,教会产妇用深呼吸、分散注意力等方法缓解疼痛;给产妇提供安静舒适的休养环境,减少不良刺激,促进睡眠。一般术后2~3 日可缓解疼痛。术后 5~7 天无异常即可出院。

五、排便及腹胀护理

母婴护理师(月嫂)及时协助产妇大小便,预防尿路感染、便秘。剖宫产后,产妇由于伤口疼痛使腹部不敢用力,致使大小便不能顺利排出,易造成尿潴留和便秘,若伴有痔疮,情况将会变得更加严重,故术后产妇应按平时习惯及时大小便。拔除留置导尿管后 3~4 小时应排尿,以达到自然冲洗尿路的目的。如果产妇不习惯卧床小便,母婴护理师(月嫂)可帮助产妇下床去厕所排便。如果还不能正常排出,应告诉医生,直至能畅通排尿为止。

大多数产妇术后 48 小时可自行排气。如腹胀明显可腹部热敷或艾灸,严重者应及时向医生汇报进行处理。

六、饮食调理

剖宫产产妇术后 6 小时内因麻醉药药效尚未消失,全身反应低下,为避免引起呛咳、呕吐等不良反应,应暂时禁食,若产妇确实口渴,可间隔一定时间喂少量温水。术后 6 小时,可进食流食。进食之前可用少量温水润喉,每次大约 50 毫升,若有腹胀或呕吐应多下床活动。第一餐以简单清淡为宜,如少量稀饭、清汤。若无任何肠胃不适,则可在下一餐恢复正常的食量,哺喂母乳的妈妈可多食用鱼汤及多喝

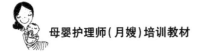

水。排气后即可改为普通饮食。术后第一周避免摄取容易产气的食物（如牛奶、豆浆），避免摄入油腻和刺激性的食物（如猪蹄汤、韭菜等），多摄取富含蛋白、维生素和矿物质的食物（如瘦肉、鸡肉）以帮助组织修复，多摄取纤维素丰富的食物（如萝卜丝汤、小白菜汤）以促进肠道蠕动，预防便秘。多样化的饮食、均衡的营养可以提高乳汁的质量，促进乳汁分泌。

七、密切观察恶露，避免产后出血

剖宫产时，产妇子宫出血较多，母婴护理师（月嫂）应协助产妇随时注意阴道出血量，如发现阴道大量出血或卫生棉垫 2 小时内就湿透且超过月经量很多时，应及时通知医护人员进行处理。

母婴护理师（月嫂）提醒产妇勤换卫生巾，术后 3 天用 0.02% 的碘伏棉球擦洗会阴，每天 2 次。保持会阴清洁，预防逆行感染。正常情况下，产后 1~2 天恶露为鲜红色，血性恶露持续 3~7 天转为褐色的浆性，约 2 周内会从褐色变为淡黄色或白色，4~6 周会停止。观察时注意恶露的色、味、量，出现异常应立即到医院检查，看子宫复旧是否不佳，或子宫腔内残留有胎盘、胎膜，或有合并感染。

八、术口护理

腹部术口分为二种，直切口与横切口。产后第二天，伤口换敷料，检查有无渗血及红肿，一般情况下术后伤口要换药两次，第七天拆线。期间注意观察有无渗血、血肿、红肿、硬结等，定时按摩子宫。如为肥胖病人，或患有糖尿病、贫血及其他影响伤口愈合的疾病要延迟拆线。术后若产妇体温高，而且伤口红肿、热痛，要及时检查伤口，并用 95% 的酒精纱布湿敷，每天两次。若敷后无好转，需及时就医。

第二节　急性乳腺炎的预防与护理

急性乳腺炎是指乳腺的急性化脓性感染,常发生于女性第一次分娩后,根据病变发展过程分以下两种类型:淤积性乳腺炎和化脓性乳腺炎。哺乳期的任何时间均可发生急性乳腺炎,但以产后3~4周最为常见,故又称产褥期乳腺炎。临床主要表现为乳房的红、肿、热、痛,局部肿块、脓肿形成,体温升高,白细胞计数增高。产褥期乳腺炎是产褥期的常见病,常常继发于乳头皲裂、乳房过度充盈、乳腺管阻塞。

一、急性乳腺炎的预防

1.正确哺乳,防止乳头皲裂。

乳头皲裂通常是由于哺乳姿势不正确,婴儿未将乳头及大部分乳晕含吮在口内,且固定于一侧的哺乳时间过长所致。正确哺乳后要挤少许奶水涂抹保养乳头,预防乳头皲裂。

2.防止乳汁淤积

初产妇哺乳无经验,乳汁过多时,婴儿往往不能把乳汁吸尽,致使有多余的乳汁淤积在乳腺小叶中,有利于细菌生长繁殖,促使急性炎症发生。食用淤积变质的乳汁,新生儿容易腹泻。每次哺乳后,吃不完的乳汁要及时排空,既可以防止乳汁淤积,又可以防止乳房内压过高导致的泌乳减少。

3.防止乳腺管阻塞。

初产妇的乳汁中含有较多脱落的上皮细胞,容易引起乳腺管的阻塞。产后第一周产妇的饮食以清淡为主,不喝浓的催乳汤;勤哺乳、完全吸空乳房、预防乳房局部受压、积极纠正乳头内陷,这些可以有效预防乳腺管阻塞。乳头内陷的产妇,母婴护理师(月嫂)应协助产妇每天挤捏、提拉乳头,促进正常哺乳。哺乳时,让新生

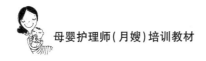

儿先吸吮凹陷重的一侧,此时吸吮力强,容易吸住乳头和大部分乳晕。

4.预防细菌入侵

(1)每次哺乳前清洁乳房,防止细菌经乳管直接侵入,在淤积的乳汁中迅速繁殖造成感染。

(2)积极预防乳头皲裂,防止细菌通过乳头小创口或裂缝进入,经淋巴管侵入乳叶间质形成蜂窝组织炎。皲裂严重者要停止哺乳,用吸乳器吸出乳汁,伤口愈合后再行哺乳。

(3)及时治疗产褥期产妇身体其他部位感染,防止病菌经血液循环引起乳腺感染。

(4)及时治疗新生儿口腔、鼻咽部等感染,防止病原菌在哺乳时直接沿乳腺管逆行侵入乳腺小叶、在淤积的乳汁中生长繁殖引起乳腺感染。

二、急性乳腺炎的护理

1.脓肿形成之前

(1)早期仅有乳汁淤积的产妇全身症状轻,可继续哺乳,可用吸奶器或人工排奶促使乳汁排出通畅,减轻淤积。用宽松的胸罩托起两侧乳房,以减轻疼痛、促进血液循环。

(2)对乳房肿胀明显或有肿块形成者,局部热敷有利于炎症的消散,每次热敷20~30分钟,3次/天。视轻重选择新鲜的绿色包心菜叶、土豆片敷于包块处,也可用如意金黄散调敷于患处。

(3)严重者根据病情,在医生指导下用抗生素治疗,同时每3小时排空双侧乳房。暂停母乳喂养,新生儿暂用奶粉喂养。

2.脓肿已形成

乳房包块有红肿热痛,脓肿部按之有波动感,则应及时就医治疗。一般做引流处理。

急性乳腺炎引流产妇按医嘱护理,定时测量体温、脉搏、呼吸,保持引流通畅,及时更换敷料。一般至无脓性液体排出即无感染症状。在此期间产妇应清淡饮食,多喝温开水,避免刺激性食物。

第三节　产妇乳房健美指导

女性在哺乳期内,乳房内的腺体和结缔组织增生会使乳房增大,再加上乳房积存大量乳汁,乳房也会膨胀。新生儿吸吮使乳房表面的皮肤被牵伸扩展,乳房的悬吊支撑结构的弹性也随之降低;哺乳期过后腺体萎缩,乳房就会变小、下垂。这是无法避免的影响。高级母婴护理师(月嫂)要指导产妇正确健美乳房,预防哺乳期和哺乳后导致的乳房萎缩。

一、常用乳房塑形手法

(1)两只手分别从乳房四周向乳头方向轻推,重复几次。特别适合对乳房外形不满意、腋窝脂肪多的产妇,有比较好的效果(图8-1)。

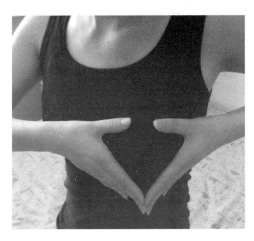

图8-1　四周向中心推

(2)用右手四指贴合乳房,由外上限向内顺时针轻摩乳房,每侧按摩 10 次,左右分别进行,促进乳房血液循环(图 8-2)。

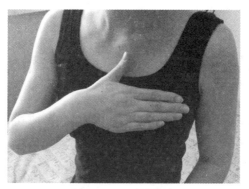

图 8-2　顺时针按摩

(3)双手大拇指放于胸部上侧,其余四指做托胸向上提拉的动作,托颤乳房,重复 10 次。有助于强健胸肌,通畅乳腺(图 8-3)。

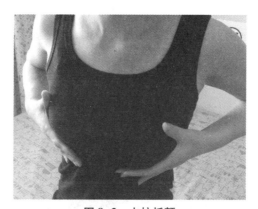

图 8-3　上拉托颤

二、居家乳房健美操

1.展肩式

抬起一只手托着头部后方,另一只手放于腰部,保持腰部不动,双肩向前扣,带动胸部运动;然后挺胸、展肩。重复 5 次后,换手进行锻炼,重复 5 次(图 8-4)。

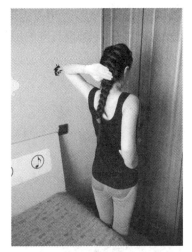

图 8-4　展肩式

2.游泳式

双臂打开平放,双臂前伸,手背相对,然后向两边划动,像游泳一样,重复 5 次。配合呼气与吸气协调运动(图 8-5)。

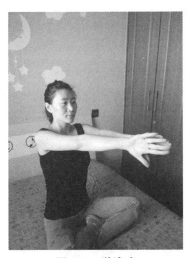

图 8-5　游泳式

3.向上式

双手打开平放,然后向上举,双臂伸展、手心相对于头顶,带动胸部运动,增加胸部肌肉弹性。保持10秒,缓慢放下双臂,于胸前打开收回两侧,重复5次(图8-6)。

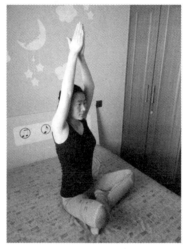

图8-6 向上式

4."W"式

双手相靠,手肘尽量向上抬,呈"W"形,静止保持10秒,放松复位。重复5次,可促进乳房血液循环(图8-7)。

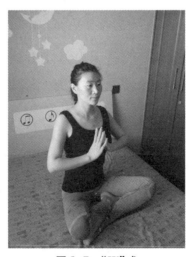

图8-7 "W"式

三、乳房健美操

（1）第一节：两脚开立与肩同宽，两臂屈肘侧举，手指放松置肩前，然后两臂沿肩轴，肘向前平举，两肘向前、向上、向后、向下绕环，绕至开始姿势，重复练习10次。

（2）第二节：直立，双腿并拢，两手按在胸下部两侧，屏住呼吸，用力压乳房两侧，然后两手臂向上举，重复练习10次。

（3）第三节：两脚开立与肩同宽，成直立姿势，张口深呼吸，头向后仰，同时肘沿身侧提至小臂前平举，肩臂后展，挺胸，掌心向上，然后还原成直立姿势，重复练习10~15次。

（4）第四节：膝着地，手掌向前方着地，手指向内，身躯正直下降，然后再推起，重复练习6~8次。

（5）第五节：直立右脚支撑，右手握住左脚后上举，挺胸，抬头，上身尽量舒展，左右交换做5次。

（6）第六节：直立，两手臂快速交叉运动，也可手握哑铃等器械练习，注意双臂向外扩张时应憋气；交叉、扩张为一次，练习5~10次。

第四节　产妇形体恢复瑜伽指导

瑜伽恢复术通过调理产妇的呼吸系统，刺激内分泌系统，增强髋部、骨盆和脊柱的灵活性，加强身体核心部位的肌肉力量，使产妇感觉愉悦充满活力，并逐步恢复充沛的精力和体力。在练习过程中，可以配上悠扬轻柔的瑜伽音乐，将会达到更佳的运动体验。自然分娩的产妇可以在2周以后开始练习。剖宫产的产妇最好在8周后开始练习。建议每天空腹进行练习。根据个人能力，量力选择，练后适当补水。

一、腹式呼吸

功能：可以强化心肺功能，增加内脏活力，舒缓心情。

（1）跪坐或盘腿坐在垫子上，脊柱保持挺拔成直线。

（2）呼气，然后轻轻地吸气，感觉腹部慢慢膨胀，向外鼓起，手指分开。呼吸中，胸腔和胸部不应膨胀。

（3）呼气时，腹部慢慢下降，向内收回，手指再次相触。重复 6～10 次（图 8-8）。

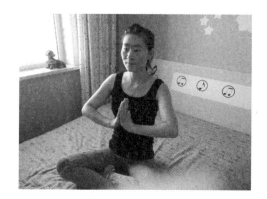

图 8-8　腹式呼吸

二、手枕式

功能：可以强化腰部力量，瘦腰减腹，舒缓产后腰酸背痛的症状。

（1）平躺在床上，调整呼吸（图 8-9）。

（2）身体侧向一边，右手撑头，左手撑床，注意保持身体平衡；吸气，双脚同时离地，吐气，停留数秒；换另一侧练习（图 8-10）。

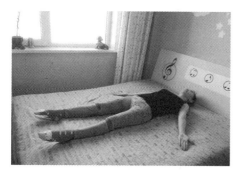

图 8-9　手枕式（一）

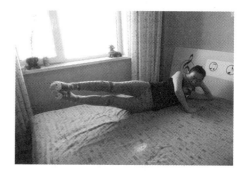

图 8-10　手枕式（二）

三、踩单车式

功能：消除腹部赘肉，强化腰腹肌肉力量，美化腿部线条。

（1）平躺，调整呼吸，双手抱头，双脚往上举。

（2）右腿弯曲，左腿伸直（图 8-11）。

（3）双脚以踩单车方式交替踩动，配合呼吸的平顺，持续踩动，直到疲惫为止（图 8-12）。

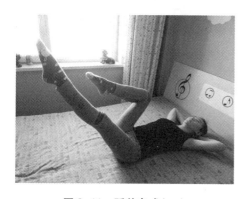

图 8-11　踩单车式（一）

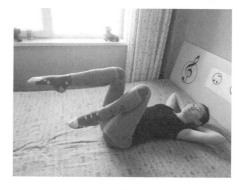

图 8-12　踩单车式（二）

四、膝立侧弯式

功能:消除腰部赘肉,美化腰部线条。

(1)跪坐,腰背挺直,深呼吸(图8-13)。

(2)吸气,慢慢跪立(图8-14)。

(3)将重心放在左腿,右腿往外伸,吸气,同时双手互握往上伸直(图8-15)。

(4)吐气,向右侧弯,停留数秒,做完再换另一边(图8-16)。

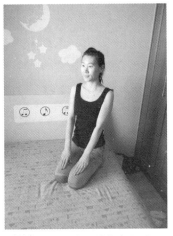

图8-13 膝立侧弯式(一)

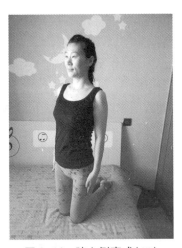

图8-14 膝立侧弯式(二)

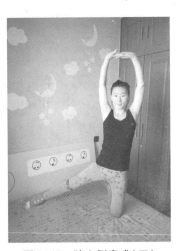

图8-15 膝立侧弯式(三)

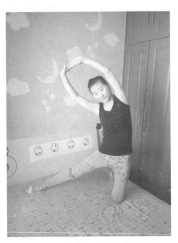

图8-16 膝立侧弯式(四)

五、飞鱼式

功能:锻炼全身肌肉,增强身体弹性,消除腹部赘肉。

(1)平趴在床上,双手置于身体两侧,吸气,右腿高举,调息(图8-17)。

(2)呼气,吸气,左腿也向上举,夹紧臀部(图8-18)。

(3)保持数秒,然后复原。重复练习5~6次。

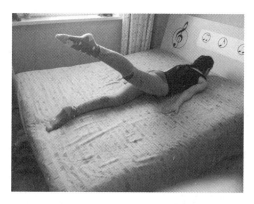

图8-17 飞鱼式(一)

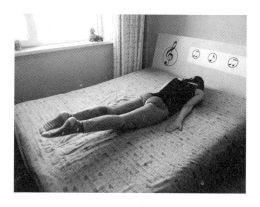

图8-18 飞鱼式(二)

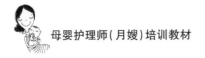
六、天线式

功能:美胸,安定心神,放松情绪。

(1)坐直,挺直腰背,调整呼吸,吸气,双手往上伸直(图8-19)。

(2)吐气,双手分别往左右打开,将手的力量往斜上方延伸,将腰、胸口向前伸(图8-20)。

(3)吸气:头后仰,吐气,调息,停留数秒,复原。重复8~10次(图8-21)。

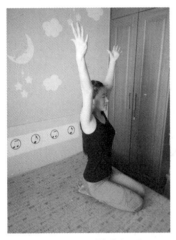
图8-19 天线式(一)

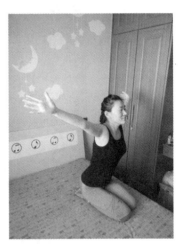
图8-20 天线式(二)

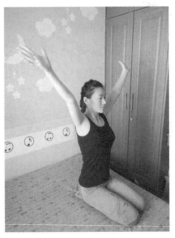
图8-21 天线式(三)

第五节　早产儿生理特点与护理

早产儿又称未成熟儿,是指胎龄未满37周的活产新生儿,体重大多在2500克以下。

一、早产儿生理特点

(1)颈肌软弱肌张力差,皮肤薄而红嫩,胎毛多。

(2)乳晕不清,乳腺无结节或结节小于4毫米。

(3)呼吸中枢不成熟,表现为呼吸表浅而不规则,常出现呼吸暂停(呼吸停止达20秒,伴心率减慢<100次/分,皮肤出现青紫)。

(4)消化系统:胃呈水平位,食管下部括约肌松弛,幽门括约肌较发达。易发生哺乳困难和胃食管反流,易发生坏死性小肠结肠炎,易出现胎粪延迟排出,易发生低血糖和低蛋白血症。

(5)泌尿系统:肾功能较足月儿差。

(6)血液系统:白细胞和血小板低于足月儿,生理性贫血出现早,缺乏维生素K,易引起肺出血和颅内出血。

(7)神经系统:发育不完善,四种生理反射(觅食反射,吸吮反射,握持反射,拥抱反射)不完整或很难出现。

(8)体温调节功能差。室温高时容易出现脱水热,室温低时容易出现低体温或寒冷损伤综合征,寒冷时容易出现新生儿硬肿症,所以早产儿要特别注意保温。

(9)免疫系统不成熟,易发生严重感染。

溢奶时必须立即清除口、鼻的奶水,以免引起吸入性肺炎。保持舒适的体位,如仰卧时避免颈部前屈或过度后仰,俯卧时头侧向一侧。专人看护,经常检查鼻孔是否通畅,清除鼻孔内分泌物。仰卧时可在肩下放置软垫,避免颈部弯曲。

二、早产儿喂养

母乳:出生后半小时哺乳,提倡按需哺乳。要尽一切可能母乳喂养,尤其是初乳。母乳的营养更有利于早产儿的吸收,并且其中的抗体对早产儿尤其重要。

配方乳:无母乳者,选用早产儿配方奶粉。当体重达到正常水平后可以换成普通一段奶粉。

方法:体重 1.5~2 千克的早产儿,2 小时喂奶 1 次,每日 12 次。体重 2~2.5 千克的早产儿,3 小时喂奶 1 次,每日 8 次。

奶量:从少渐增,以吃奶后安静、无腹胀为宜。因人而异,胎龄愈小,体重愈低每次哺乳量愈少,间隔时间愈短。体重增长理想值为 15~30 克 / 天,生理性体重下降期除外(表 8-1)。

表 8-1　早产儿喂乳量与时间间隔

体重/克	1500~1999	2000~2499
开始量/毫升	5~10	10~15
每天隔次增加量/毫升	5~10	10~15
哺乳间隔时间/小时	2	3

三、早产儿日常护理

(1)早产儿对消毒、隔离要求更高。要加强早产儿皮肤、口腔、脐带护理,一旦发现微小病灶立即隔离治疗。

(2)出现呼吸暂停时,弹、拍打足底或托背以刺激呼吸。

(3)吸吮力差、吞咽功能不协调的早产儿,可采用管饲法。喂养后宜取右侧卧位,观察有无青紫、溢乳和呕吐现象

(4)早产儿异常情况多、变化无常,母婴护理师(月嫂)应密切注视早产儿病情变化,详细记录,发现异常时及时通知产妇并报告医生护士。除监护体温、脉搏呼

吸等生命体征外,还应注意进食、反应、哭声、反射、面色、皮肤颜色及大小便等。

第六节　新生儿黄疸观察

新生儿生理性黄疸,一般出生后 2~3 天出现,第 4~6 天最明显,足月儿多在出生后 7~10 天内消退,早产儿可延迟至第 3~4 周消退。黄疸先见于面部、颈部,随后可遍及躯干及四肢,一般皮肤稍呈黄色,巩膜可有轻度黄染,但手心足底不黄。除黄疸外,小儿全身健康状况良好,不伴有其他临床症状,大小便颜色正常。

黄疸指数,是胆红素浓度的简称。黄疸指数 12mg/dl（204 μmol/L）,代表 100 毫升血液中有 12 毫克胆红素（血清胆红素浓度为 204 微摩尔/升）。

一、新生儿黄疸程度和护理

1.轻度黄疸

在自然光线下,观察新生儿皮肤黄染的程度,如果仅仅是面部黄染则为轻度黄染。此时新生儿只是巩膜、面部皮肤或黏膜发生黄染,而睡眠及精神状态良好,吃奶正常,大小便正常,则可建议产妇适量增加饮用水和汤的摄入,以使新生儿得到充足的水分而改善代谢;若产妇饮水量足够,新生儿仍轻微黄染,则鼓励产妇继续母乳喂养。自然光照对促进黄疸代谢有益,可多给新生儿晒太阳,但要注意避免强光直射眼睛及皮肤晒伤。

在初期时我们要尽早给新生儿喂养,让胎便尽早地排出。因为胎便里含有很多胆红素,如果胎便不排干净,胆红素就会经过新生儿特殊的肝肠循环,重新吸收到血液里使黄疸增多。判断胎便是否排干净主要是看颜色,胎便从黑色转变为黄色,就是排干净了。一般新生儿的胎便应当 2~3 天就排完了,这样就能减轻其黄疸的程度。

2.中度黄疸

在自然光下,用手指将躯干部皮肤按压后抬起,观察皮肤黄染的情况,躯干部

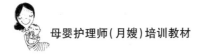

皮肤出现黄染则为中度黄疸。此时新生儿如果精神良好,吃奶及大小便无明显异常,则建议停止母乳喂养 2~3 天,待黄疸减轻后再继续母乳喂养(期间以奶粉代替),或者向专业医生咨询。母婴护理师(月嫂)要仔细记录观察日记,一方面帮助做好判断,另一方面有利于积累经验。

3.重度黄疸

若新生儿巩膜、皮肤、黏膜及手脚心均黄染且迅速加重,伴有烦躁、哭闹或精神萎靡、拒乳或大便发白等异常,则为重度黄疸,母婴护理师(月嫂)应建议家长立即带孩子就医。

二、病理性黄疸

新生儿的生理性黄疸是可以自行消退的,但是病理性黄疸是由许多原因组成的一组疾病,必须尽早发现、尽早治疗。常见的几种病理性黄疸是:溶血性黄疸、感染性黄疸、阻塞性黄疸、母乳性黄疸等。

(1)如果在出生后 24 小时内出现重症黄疸,需警惕病理性黄疸。

(2)黄疸程度严重,新生儿的血清胆红素足月儿超过 204 μmol/L(12mg/dl)、早产儿超过 255μmol/L(15mg/dl),则为病理性黄疸,需要及时治疗。

(3)已在医院治疗好转后返家,黄疸程度应该是逐渐减轻的。若黄疸消退后又出现或有所加重,同时伴有精神症状(也可不出现精神症状),则建议家长及时带孩子就医。

(4)黄疸迅速加重,血清胆红素每日升高大于 85μmol/L。

(5)黄疸持续过久,足月儿大于 2 周,早产儿大于 4 周。

有严重黄疸的新生儿应警惕核黄疸的发生,特别是早产儿,月龄越小发病率越高,一般可于重度黄疸发生后 12~48 小时之内出现精神萎靡、嗜睡、吮奶无力、肌张力减低、呕吐、不吃奶等症状,此时及时治疗可以完全恢复。

病理性黄疸不论何种原因,严重时均可引起"核黄疸",其愈后差,除可造成神经系统损害外,严重的可引起死亡。因此,新生儿病理性黄疸应重在预防,如孕期防止弓形体、风疹病毒的感染,尤其是在孕早期防止病毒感染;出生后防止败血症的发生;新生儿出生时接种乙肝疫苗等。

母婴护理师(月嫂)要密切观察孩子的黄疸变化,如发现病理性黄疸的迹象,应及时提醒家长送新生儿去医院诊治。

第七节　新生儿五项智力开发训练

新生儿五项智力开发训练即五项行为能力训练,具体为:大动作能力训练、精细动作能力训练、言语发展训练、社会适应行为训练、感知觉训练。合理适时地进行智力开发,可以使新生儿在期末生长发育测评时,达到或超过正常水平,对促进新生儿大脑发育有积极的意义。一般新生儿在吃饱后1小时会有10~30分钟的觉醒时间,通常可以利用这段时间进行智力开发的训练。

一、五项智力开发

1.大动作能力训练

同新生儿抚触及被动操。0~3岁婴幼儿大动作主要指头颈部、躯干和四肢幅度较大的动作,通常包括抬头、翻身、坐立、爬行、走、跑、跳、钻、投、抛、攀等。新生儿大动作训练主要通过新生儿抚触操及被动操,完成抬头训练。母婴护理师(月嫂)训练时要遵循大动作发展顺序,并努力创造快乐的气氛,使新生儿感受运动的乐趣。同时注意在不同的情绪状态下选择适当的运动内容,不宜让新生儿感到疲劳。

2.精细动作训练

主要是手灵活性的训练,可让新生儿多握成人的手指或自制小棉条、小玩具等,不定时放于新生儿手中让其抓握。从新生儿手中取出抓物时,可轻触其手背,新生儿会自动放手。新生儿睡眠时,大多呈四指握大拇指状握拳,可在深睡眠时把大拇指拿出,培养大拇指包握四指的握拳习惯。尽早解放大拇指对增加手的灵活性有重要意义。手脑相连，手指的灵活直接关联大脑的发育，所以要同时训练左右手，以促进全脑开发。

3.言语训练

新生儿具备了笑和发音的能力，可在新生儿安静觉醒时，与其面对面、距离约20厘米，用轻柔、舒缓、清晰、高音调的声音对新生儿说话，具体内容可以是儿歌、诗词或安抚等。持续一会儿，可见新生儿肢体活动增加、出现微笑等愉快反应。

4.社会适应行为训练

新生儿对脸谱性的图形及人脸有与生俱来的敏感和喜爱，可多给新生儿看脸谱型挂饰或与其面对面（距离约20厘米）交流，使其形成对自身以外的人的认识。

5.感知觉训练

（1）听觉训练。可在新生儿安静觉醒、活动觉醒或睡眠时播放一些轻柔、舒缓的音乐（以古典音乐为佳），也可以播放儿歌、诗词朗诵等。

（2）视觉训练。

①光线强度：宝宝的视觉不能接受强光的刺激但也不能处在昏暗之中。

②观察距离：宝宝最佳的视觉距离在25厘米左右，所以在对宝宝的视觉进行训练的时候也要在这个范围内。

③观察对象：新生儿在图片的选择上不是传统意义上的彩色图片而是黑白图。用对比强烈的黑白波浪图或棋盘图更适合帮助宝宝视觉通路的建立（图8-22）。

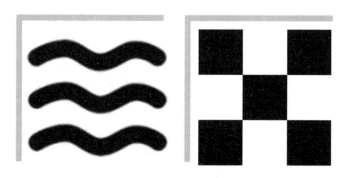

图8-22　黑白波浪图和棋盘图

④观察时间:新生儿很容易疲劳,一般每次视觉训练不要超过2~3分钟。

(3)触觉训练。抚触操就是最好的触觉训练的方式。这样的抚触不仅可以丰富新生儿皮肤的触觉感受,让新生儿更早地认识自己;同时也是爱的传递和交流,父母和新生儿都会感到心情舒畅,有助于建立和谐的亲子关系。还可以利用原始神经反射让新生儿的小手经常去抓握,不仅可以训练小手的肌肉能力,而且不同质地的物品可以让新生儿的手掌得到不同的触觉刺激,从而促进手部感觉神经发展,可谓是一举多得。

二、注意事项

(1)以上训练步骤无须固定,即每次训练不必按1~5项逐一做完,应视新生儿情绪及生活规律,灵活调节。

(2)以上训练内容为统一整体,可多项同时进行,如做抚触时,可同新生儿说话、播放音乐等。

(3)新生儿室内不必过于安静,维持正常环境即可,但应避免噪声。

(4)不要给新生儿过度的视听刺激,播放音乐以每次20~40分钟、每天3~4次即可,不要不停地同新生儿说话,应留给新生儿独处的时间。

(5)适当的延迟满足,即让新生儿在清醒时先独处一会儿,再同其交流,新生儿会更积极地回应,获得更大的愉快感。

三、综合训练宝宝技巧

新生儿期的宝宝具有活跃的视觉能力,他们能够看到周围的东西,甚至能够记住复杂的图形,分辨不同人的脸形,喜欢看鲜艳动感的东西。训练宝宝的综合能力应注意以下细节。

1.对视法

新生儿最喜欢看妈妈的脸。当妈妈注视他时,宝宝会专注地看着妈妈的脸,眼睛变得明亮,显得异常兴奋,有时甚至会手舞足蹈。个别宝宝和妈妈眼神对视时,甚至会暂停吸吮,全神贯注凝视妈妈,这是人类最完美的情感交流,也是最基本的视觉能力训练。平时可以采取玩藏猫猫的形式,训练时妈妈可用一条薄纱布盖住宝宝的眼睛(注意时间不能太长),然后妈妈把脸躲到一旁,一边跟宝宝说"妈妈在哪儿",一边迅速将薄纱布从宝宝的眼睛上拿开,把脸凑近宝宝的脸说"妈妈在这儿呢"。

2.迷你手电筒法

大多数宝宝不仅喜欢看爸爸妈妈的脸孔,而且喜欢看亮光。由于新生儿的视力还比较微弱,母婴护理师(月嫂)可以用支迷你手电筒(有点儿光就行,光千万不能太强)来训练宝宝的视觉能力。先将迷你手电筒摆在宝宝视线的一侧,距宝宝的脸25~30厘米,在第1个月内,宝宝会稍加凝视;到1个月大时,如果你慢慢将手电筒往旁边移动,宝宝的视线会追随你的动作;一般要等长到3个月大以后,宝宝才能完成左右180度捕捉物体的视觉动作。

3.静态玩具法

当新生儿睡醒时,他会睁开眼睛到处看,这时可以为宝宝预备几幅挂图,最好是模拟妈妈脸的黑白挂图,也可以是条纹、波纹等图形。挂图要放在距宝宝眼睛20厘米处。由于新生儿对新奇东西注视时间比较长,对熟悉的东西注视时间短,因此应每隔3~4天更换一幅图。另外,也可以在宝宝的房间悬挂一些彩色气球、小灯笼等色彩鲜明的玩具,悬挂的玩具品种可以多样化,还应经常更换品种和位置,悬挂高度以20~35厘米为宜(图8-23)。

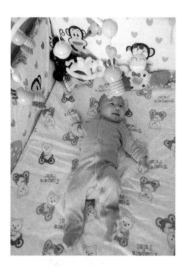

图8-23 静态玩具训练

4.动态玩具法

让新生儿学习追视,新生儿喜欢左顾右盼,极少注意正前方的东西。这时爸爸妈妈可以慢慢拿些玩具在宝宝眼前移动,宝宝的眼睛与追视玩具的距离以20厘米为宜。训练追视玩具的时间不能过长,一般控制在每次1~2分钟,每天2~

3 次为宜,否则会引起宝宝的视觉疲劳。除了用玩具训练宝宝学习追视外,妈妈还可以用自己的脸引导宝宝进行追视,妈妈把脸一会儿向左移,一会儿向右移,让宝宝追着妈妈的脸看,不但可以训练左右转脸追视,还可以训练宝宝仰起脸向上方的追视,甚至环形追视,这样不仅锻炼了视觉能力,而且也使宝宝的颈部得到了锻炼。

第八节　婴儿游泳

婴儿游泳是指新生儿或 2 周岁内婴儿,在专业护理人员的看护下,使用婴儿专用游泳保护颈圈进行的一项水中早期健康保健活动。其原理是让新生儿延续其在子宫内的自主运动,利用水波轻柔地爱抚,促进新生儿的智力发育和健康成长。

一、婴儿游泳的好处

(1)刺激新生婴儿神经系统,促进宝宝视觉、听觉、触觉和平衡觉的综合信息传递,使其尽快适应"内""外"环境的变化。

(2)促进宝宝胃和肠道的蠕动,增强其食欲和消化功能,促进宝宝生长发育。

(3)增强宝宝的循环和呼吸功能,调节血循环速度,增强心肌收缩力;通过水对胸廓的压力,促进新生儿胸部的发育,增加肺活量,提高肺功能。

(4)婴儿在水中自主进行的全身运动,可增强其骨骼、肌肉的灵活性和柔韧性。

(5)水的轻柔爱抚,还能使宝宝感到身心舒适,有利于提高其睡眠质量。

二、训练操作程序

(1)每次游泳前必须检查泳缸、颈圈是否有漏气现象,充气度是否合适,以确保安全。

(2)给新生儿脱衣服。婴儿躯体裸露后,在脐部贴上常规护脐贴,并做好游泳前的准备(按摩)。

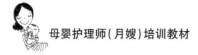

(3)将颈圈套在婴儿的脖子上,仔细检查婴儿的双耳和下颚是否露于颈圈上,纽带是否已扣紧。

(4)用水温表测量水温,适合新生儿游泳的水温夏季为38℃~39℃、冬季为39℃~40℃。

(5)将婴儿放入泳缸内,让婴儿自行游动10分钟左右,注意观察其脸色及全身皮肤颜色的变化,严格进行一对一(护理员对婴儿)的全程监护。

(6)新生儿游泳完毕立即用浴巾将其全身擦干,尤其注意头面部眼、耳、鼻等处的护理;脐部进行常规络合碘、乙醇消毒。

三、哪些新生儿不适合游泳

(1)有宫外窒息史,Apgar≤8分,NBNA≤36分的新生儿。

(2)有并发症,或需要特殊治疗的新生儿。

(3)胎龄小于34周的早产儿,或出生体重小于2000克的新生儿。

(4)皮肤破损或有感染的新生儿。

(5)有感染、感冒、发烧、拉肚子、脚易抽筋、身体异常者、免疫系统有问题、呼吸道感染(具传染性)的新生儿。

(6)注射防疫针24小时以内的新生儿。

(7)湿疹局部有感染或非常严重的新生儿。

四、注意事项

新生儿只要出生4小时后,无明显禁忌者,均可进行游泳。一般需要注意以下几点。

(1)水质:新生宝宝游泳时的用水一般采用符合卫生标准的自来水。

(2)水深:新生儿游泳的水深为30~40厘米,泳池内的水位达到泳池的2/3以上。参照新生儿出生时平均身高为50厘米,游泳池的高度以56厘米为宜。

(3)水温:水温要求在38℃~40℃。

（4）室温：室温应保持在28℃～30℃。

（5）肚脐：游泳前要对新生宝宝的肚脐进行护理后，再贴上防水肚脐贴，以免被感染。

（6）游泳时间：选择适当的时间让新生儿游泳，勿在其生病、饥饿、哭闹或进食后1小时内游泳。游泳时长为10～15分钟左右。

（7）专用游泳颈圈：新生儿游泳专用颈圈是根据新生儿生理特点设计的，经过科学指导且规范化的保护装置，可以避免其发生呛水。

（8）专业人员陪伴：新生儿游泳时需要专业人员一对一陪伴，随时对其害怕或是喜欢给予安抚或回应。

第九节　意外伤害防范与紧急处理

一、烫伤防范与紧急处理

烫伤为新生儿常见的一种意外伤害，可分三度：Ⅰ度表现为皮肤红、肿、痛，但无水泡出现；Ⅱ度表现为局部红、肿、痛，有明显水泡；Ⅲ度表现为皮肤发焦或苍白干燥，可无痛感，深度可达皮下组织、肌肉和骨骼。

1.洗澡时烫伤防范

（1）给新生儿洗澡时，如果使用流动水，一定要控制好水温，适宜水温应控制在38℃～40℃，可先用手腕内侧感觉不凉不烫才好。

（2）如果使用洗澡盆，放水时应该先放凉水后放热水，一定不要一手抱着孩子一手拿暖水壶，以免烫伤孩子。

（3）孩子应该远离热水盆、热水壶等，等调好了水温，再抱孩子洗澡。

2.温奶时烫伤防范

人工喂养时，当新生儿吃奶中发现奶凉，需要温奶，一般将奶瓶放在大热水杯里,热水水面超过奶水面。温奶过程中,注意千万不要一手抱着孩子一手拿热水壶倒热水,必须要妥善放下孩子再去温奶。以免孩子被温奶的热水烫伤。

3.使用热水袋时烫伤防范

原则上,新生儿不需要使用热水袋取暖,因为新生儿皮肤娇嫩,水温稍微掌握不好就有可能发生烫伤。

必须使用热水袋时,应灌入温水,而且要用毛巾将热水袋包起,避免蓄积的热度烫伤孩子。

4.发生烫伤的紧急处理

不要急于脱去新生儿衣裤,首先应该立即用凉水冲洗烫伤处,时间长短以烫伤情况确定,轻微烫伤用凉水冲的时间短,烫伤重则用凉水冲的时间长,然后仔细察看烫伤情况再小心轻柔地脱下衣裤。严重的要剪开衣裤,粘连处不可勉强除去,切不可弄破水泡,用干净纱布覆盖伤处,切记勿自行涂抹任何东西,及时将新生儿送往医院治疗。

二、呛奶防范与紧急处理

呛奶是新生儿常见的生理现象,与新生儿消化道结构与生理特点有关。哺乳时,乳汁容易发生反流引起吐奶,奶汁呛入气管就会造成呛奶。呛奶后新生儿表现出呼吸道不通畅、憋气、面色红紫、哭不出声,需紧急处理,立即拨打急救电话或送往医院。

1.预防呛奶的护理原则

(1)新生儿溢奶多为生理性的,因此在新生儿喂养的过程中应按照溢奶护理的原则进行。

(2)特别应该注意的是:喂奶的奶嘴开孔要适度,宜选择仿母乳奶嘴。一次喂奶量不宜过多,喂奶过程中奶瓶中的奶应该完全充满奶嘴,避免新生儿吸吮时吃进空气。喂奶后不宜过多变动新生儿体位,以免发生吐奶。

(3)喂奶后注意拍嗝。

2.发生呛奶的紧急处理

（1）呛奶发生后不能等待，应进行紧急处理。此时应立即将新生儿面朝下俯卧于产妇或母婴护理师(月嫂)腿上，产妇或母婴护理师(月嫂)取坐位；新生儿的体位要保持头低脚高位、呼吸道要保持平直顺畅，以利于呛入的乳汁流出。然后用一手抱新生儿，另一手空心掌叩击新生儿背部，以促使新生儿将吸入乳汁咳出。

（2）紧急处理应该等待新生儿哭出声来，憋气情况明显缓解，才暂告一段落。

（3）如果呛奶情况严重，以上处理无效，则应该一边处理。一边紧急拨打急救电话或安排车辆送医院，但即使送医院，也一定同时继续上述紧急处理操作。决不能坐等去医院处理，贻误最佳抢救时机。

（4）吐奶呛奶也可因疾病引起，因此如果症状严重应该提醒产妇及时带宝宝到医院检查，避免贻误病情。

三、窒息防范与紧急处理

新生儿窒息是指新生儿在出生后血液循环气体交换发生障碍，导致新生儿血氧供应不足，造成大脑损伤，甚至不可逆转性的脑损伤。窒息发生危及新生儿的生命，因此要严加防范。

1.尽量避免卧位母乳喂养，防范窒息

有些产妇愿意采用卧位哺乳新生儿，感觉卧位比较舒适，但是这种喂奶姿势增加了发生意外伤害的概率。新生儿尚不能自主翻身，自身的力量尚不能躲避危险，当卧位进行母乳喂养时，产妇与新生儿距离近，新生儿正在哺乳，口含着母亲的乳头，如果疲惫的母亲不小心睡着了，乳房堵住了新生儿的呼吸道，就可能发生新生儿窒息。

2.尽量避免新生儿趴睡，防范窒息

很多人认为新生儿趴睡好，但是，趴睡的情况下决不能离人，新生儿的双手支撑力还不能使他躲避危险。新生儿趴睡时一旦堵住了口鼻，自己又无力挣脱，就有可能发生窒息。因此不提倡新生儿单独趴睡。

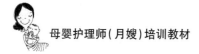
3.新生儿口鼻周围避免软性物品,防范窒息

新生儿口鼻周围如果有棉被、毛巾、塑料袋等,软性物品会紧紧贴住口鼻而发生窒息,因此一定要防止软性物品堵住口鼻,防范意外窒息的发生。

4.发生窒息的紧急处理

(1)如果在家中发生窒息,则应该按照窒息的紧急处理原则:一边紧急进行家庭处理,一边联系医院急救车急救。紧急家庭处理原则是:清理呼吸道的分泌物,供氧,刺激呼吸,可以采取弹足底的方法或口对口的人工呼吸。

(2)预防窒息的关键是提高警惕,重在防范。应该提醒产妇,按照上述原则进行母乳喂养,给新生儿正确的睡姿,特别小心地保持新生儿呼吸道的通畅。

 习题

1.剖宫产产妇的护理要点有哪些方面?

2.怎样预防急性乳腺炎?

3.产妇何时可以开始练习瑜伽?

4.简述早产儿的喂养方法和注意事项。

5.新生儿出现哪些情况有可能是病理性黄疸?

6.新生儿五项智力开发包括哪些方面?

7.如何对烫伤婴儿进行急救?

测试题一

一、判断题(共20分,每题2分)

1.月嫂上岗服务时,要积极同客户配合,尽快形成一整套科学合理的工作程序,做到有条有理、忙而不乱,应科学伺候月子,普及科学育儿知识。　　　　　(　)

2.妇产后7天内分泌的乳汁称初乳。　　　　　　　　　　　　　　　(　)

3.人工喂养有利于婴儿健康,有经济条件的家庭可选择婴儿完全人工喂养。

(　)

4.“四心”服务包括:爱心、细心、耐心、诚心。　　　　　　　　　　(　)

5.产妇分娩后体质虚弱,要注意增加营养,多吃补品和肉类,少吃蔬菜,禁食水果。　　　　　　　　　　　　　　　　　　　　　　　　　　　(　)

6.纯母乳喂养的健康宝宝,大便是金黄色、米糊状的。　　　　　　　　(　)

7.为了防止新生儿抓伤自己,最好给宝宝带纯棉手套。　　　　　　　　(　)

8.紧急呼救电话有:匪警110;火警119;医疗急救120;交通事故122。　(　)

9.妊娠早期孕妇要注意补充叶酸,早孕反应较重者需清淡饮食,少食多餐。

(　)

10.乳头皲裂的产妇,为预防急性乳腺炎必须终止母乳喂养,改为人工喂养。

(　)

二、单选题(共20分,每题2分)

1.母婴护理师(月嫂)不仅要有一定的品德修养,还要有(　)和健康的身体。

A.漂亮的容颜　　　　　　B.时尚的穿着　　　　　　C.专业母婴护理技能

2.母乳喂养成功的措施(　)。

A.早开奶、勤吸吮、按需哺乳　　　　　　　　B.定时限量哺乳

C.乳房满胀后再哺乳

181

3.产妇乳房清洁的方法,应经常用( )。

A.凉水　　　　　　　　B.酒精　　　　　　　　C.温开水

4.母乳喂养婴儿时,每次一侧哺乳时间应控制在( )内,不宜太久。

A.30~40分钟　　　　　B.10~20分钟　　　　　C.5分钟

5.新生儿测体温前,要甩动体温计,使水银柱降到( )刻度以下再用。

A.38℃　　　　　　　　B.34℃　　　　　　　　C.35℃

6.新生儿满月时应注射下列哪种疫苗? ( )

A.乙肝疫苗　　　　　　B.卡介苗　　　　　　　C.麻疹疫苗

7.产妇不宜吃( ),有回奶作用。

A.大枣　　　　　　　　B.老母鸡　　　　　　　C.萝卜

8.母乳喂养最佳姿势为( )。

A.仰卧位　　　　　　　B.侧卧位　　　　　　　C.坐抱位

9.新生儿常见的意外有( )。

A.窒息或烫伤　　　　　B.哭闹　　　　　　　　C.溢奶

10.用奶瓶给婴儿喂奶时,应测试奶温,感觉不凉不烫才能喂。正确的测试方法为:( )

A.用嘴尝　　　　　　　B.将奶滴在手腕内侧　　C.将奶滴在手掌上

三、多选题(共40分,每题4分)

1.婴儿的哭声有( )。

A.饥饿哭　　　　　B.要求爱抚哭　　　C.口渴哭　　　　D.生病哭

2.婴儿溢奶的主要原因是:( )

A.胃呈水平状,发育不完善　　　　　B.吸奶时吸入空气

C.神经系统没发育成熟

3.新生儿早期教育的主要内容包括下列哪些方面:( )

A.大动作训练　　B.精细动作训练　　C.语言能力训练

D.认知能力训练　　E.行为能力训练

4.母乳充足的标准是( )。

A.喂前乳房胀满,喂后柔软　　　　　B.喂奶时能够听到婴儿的吞咽声

C.尿量多,每日至少 6 次以上　　　　D.婴儿吃饱后很满足

E.安静睡眠半小时以上

5.新生儿洗澡要注意的事项:(　　)。

A.室温调节 24℃～26℃　　　　　　B.水温调节 38℃～40℃

C.准备好洗浴用物

6.新生儿出现以下情况应去医院就诊:(　　)。

A.惊厥　　　　　B.发热　　　　　C.吐血、便血

D.呼吸困难　　　E.哭闹

7.母婴居室应保持(　　)。

A.温度 20℃～26℃　　　　　　　　B.湿度 55%

C.光线充足　　　　　　　　　　　　D.空气新鲜

8.对产妇进行护理时,下列描述哪些是正确的?(　　)

A.产后 6～8 小时,产妇应主动排尿。

B.侧切产妇要经常采取对侧卧位,以便于切口愈合。

C.产后产妇出汗多,应经常开窗换气,保持室内空气良好。

D.产妇第二天即可进行擦浴,也可以淋浴,但禁止盆浴。

9.以下食物中,适合产褥期的产妇的食物有哪些?(　　)

A.大枣　　　　　B.小米　　　　　C.蔬菜

D.冰镇饮料　　　E.猪蹄

10.新生儿的生理现象有哪些?(　　)

A.马牙　　　　　B.粟粒疹　　　　C.螳螂嘴

D.假月经　　　　E.生理性体重下降

四、简答题(共 20 分,每题 10 分)

1.怎样疏导产妇的产后抑郁?

2.母乳喂养的优点有哪些?

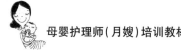

五、实操题(共50分,每题10分)

1.怎样为新生儿调配奶粉?

2.怎样给新生儿换纸尿裤?

3.怎样为新生儿做脐部护理?

4.怎样为产妇做鲫鱼萝卜丝汤?

5.演示为新生儿做抚触操的方法。

参考答案:

一、1.√ 2.√ 3.× 4.√ 5.× 6.√ 7.× 8.√ 9.√ 10.×

二、1.C 2.A 3.C 4.B 5.C 6.A 7.B 8.C 9.A 10.B

三、1.A、B、C、D 2.A、B 3.A、B、C、D、E 4.A、B、C、D、E 5.A、B、C

6.A、B、C、D 7.A、B、C、D 8.B、C 9.A、B、C、E 10.A、B、C、D、E

四、

1.参考本书第六章第二节介绍的相关方法回答。

2.参考本书第四章第二节介绍的相关方法回答。

五、

1.参考本书第四章第八节介绍的相关方法回答。

2.参考本书第四章第十节介绍的相关方法回答。

3.参考本书第四章第十一节介绍的相关方法回答。

4.参考本书第四章第六节介绍的相关方法回答。

5.参考本书第六章第五节介绍的相关方法回答。

测试题二

一、判断题(共20分,每题2分)

1.母婴护理师上岗服务前,要参加正规培训,获得专业技能,取得职业培训证书,持证上岗。 （　）

2.为防止新生儿尿布疹,每次大便后最好用温水清洗其臀部,并涂抹护臀霜。

（　）

3.母亲身体不健康不宜哺乳时,新生儿需要选择人工喂养。 （　）

4.母婴护理师工作期间要做到"四勤",具体为:勤洗手、勤剪指甲、勤洗澡、勤换衣服。 （　）

5.产妇分娩后体质虚弱,要注意均衡营养,调补身体,但不要营养过剩。 （　）

6.新生儿怕冷,尽量包裹好、捂严实。 （　）

7.产妇产后15天内分泌的乳汁称过渡乳。 （　）

8.母婴护理师(月嫂)在客户家工作,需掌握防火、防盗、防意外的基本知识,运用正确方法处理安全问题及隐患。 （　）

9.有妊娠高血压综合征的孕妇要注意少食蛋黄、无磷鱼。 （　）

10.产妇的乳房过胀而新生儿吸不净时,只可以用手排奶,不可以用吸奶器排奶。

（　）

二、单选题(共20分,每题2分)

1.母婴护理师(月嫂)不仅要有一定的品德修养,还要有（　）和专业母婴护理技能。

　　A.漂亮的容颜　　　　　B.健康的身体　　　　C.时尚的穿着

2.母乳喂养成功的措施是（　）。

　　A.早开奶、勤吸吮、按需哺乳　　　　　　B.定时限量哺乳

C.多喝配方奶

3.热敷产妇乳房时,水温是(   )。

A.45℃   B.38℃   C.50℃～60℃

4.为女婴清洁会阴的顺序是(   )。

A.从前向后   B.随意   C.从后向前

5.新生儿测体温前,要甩动体温计,使水银柱降到(   )刻度以下再用。

A.34℃   B.35℃   C.37℃

6.新生满月时应注射下列哪种疫苗?(   )

A.乙肝疫苗   B.卡介苗   C.麻疹疫苗

7.产妇不宜吃(   ),有回奶作用。

A.山药   B.麦乳精   C.羊肉

8.侧切产妇睡眠最佳姿势是(   )。

A.仰卧位   B.平卧位   C.对侧卧位

9.新生儿常见的意外有(   )。

A.呛奶或烫伤   B.哭闹   C.发热

10.为新生儿洗澡时,应注意防烫伤,正确方法为(   )。

A.先加凉水,再加热水   B.抱新生儿添加热水

C.水温大约即可,不用测试。

三、多选题(共40分,每题4分)

1.产妇在产褥期可以(   )洗浴。

A.盆浴   B.淋浴   C.擦浴

2.婴儿溢奶的主要原因是:(   )

A.胃呈水平状,发育不完善   B.吸奶时吸入空气

C.神经系统没发育成熟

3.新生儿早期教育的主要内容包括下列那些方面:(   )

A.大动作训练   B.精细动作训练   C.语言能力训练

D.认知能力训练   E.行为能力训练

4.母乳充足的鉴别方法是:( )。

  A.喂前乳房胀满,喂后柔软　　　　　　B.喂奶时能够听到婴儿的吞咽声

  C.尿量多,每日至少6次以上　　　　　　D.婴儿吃饱后很满足,睡眠好

5.新生儿出现以下哪种情况应去医院就诊?( )

  A.惊厥　　　　　　B.发热　　　　　　C.吐血、便血

  D.呼吸困难　　　　E.溢奶

6.做好安全防范工作,造成婴儿窒息的常见原因为:( )

  A.吸奶呛入气管内

  B.大被子盖过宝宝头部,将口鼻盖住

  C.喂奶时将鼻子堵住

7.以下食物中,适合产褥期产妇的食物有哪些?( )

  A.水果　　　　　　B.红小豆　　　　　　C.辛辣食物

  D.牛肉　　　　　　E.面条

8.乳头皲裂的处理方法有( )。

  A.可在喂奶后挤少许奶涂在乳头上　　　　B.喂奶时先喂好的一侧,再喂患侧

  C.可以涂龙胆紫　　　　　　　　　　　　D.用医用水凝胶护理

9.产妇需要的七大营养元素有脂肪、蛋白质、碳水化合物和( )。

  A.维生素　　　　　　B.矿物质　　　　　　C.膳食纤维

  D.水　　　　　　　　E.粥

10.新生儿的生理现象有哪些?( )

  A.乳房肿大　　　　　　B.粟粒疹　　　　　　C.螳螂嘴

  D.新生儿红斑　　　　　E.生理性黄疸

四、简答题(共20分,每题10分)

1.如何护理剖宫产术后6小时内的产妇?

2.如何预防新生儿脐炎?

五、实操题(共50分,每题10分)

1.怎样清洗奶瓶?

2.怎样为新生儿拍嗝?

3.怎样护理有生理性黄疸的新生儿?

4.怎样为产妇做猪蹄花生汤?

5.演示为新生儿做婴儿被动操的方法。

参考答案:

一、1.√ 2.√ 3.√ 4.√ 5.√ 6.× 7.√ 8.√ 9.√ 10.×

二、1.B 2.A 3.C 4.A 5.B 6.A 7.B 8.C 9.A 10.A

三、1.B、C 2.A、B 3.A、B、C、D、E 4.A、B、C、D、E 5.A、B、C、D

6.A、B、C 7.A、B、D、E 8.A、B、D 9.A、B、C、D 10.A、B、C、D、E

四、

1.参考本书第八章第一节介绍的相关方法回答。

2.参考本书第六章第四节介绍的相关方法回答。

五、

1.参考本书第四章第九节介绍的相关方法回答。

2.参考本书第四章第二节介绍的相关方法回答。

3.参考本书第八章第六节介绍的相关方法回答。

4.参考本书第四章第六节介绍的相关方法回答。

5.参考本书第六章第六节介绍的相关方法回答。

附　录　月嫂每日工作流程

序号	时间	主要内容
1	5:00	协助新生儿大小便;给新生儿喂奶;奶具消毒
2	6:00	制作产妇早餐,准备产妇营养汤
3	6:30	协助产妇洗漱
4	7:00	产妇就餐
5	7:30	制作产妇营养汤
6	8:00	换洗尿布;新生儿喂奶;清洗新生儿衣物
7	8:30	清洁产妇卧室;关注产妇营养汤
8	9:00	给新生儿和产妇喂水;协助新生儿大小便;早教
9	9:30	制作产妇加餐;准备午餐
10	10:00	协助新生儿大小便;清洗产妇衣物;产妇家人的衣物的清洗可根据双方约定的情况去做
11	10:30	做午餐
12	11:20	产妇及家人就餐;给新生儿喂奶
13	11:50	收拾餐桌
14	12:00	午休
15	13:00	协助新生儿大小便;清洗奶具并消毒
16	13:30	清洁厨房,为产妇准备加餐。
17	14:00	新生儿喂奶

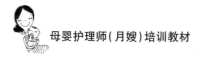
序号	时间	主 要 内 容
18	14:30	换尿布;早教
19	15:00	协助产妇加餐
20	16:00	为产妇进行乳房护理;或协助产妇做产妇恢复操;或为产妇进行心理疏导
21	16:30	新生儿喂奶;换尿布;早教
22	17:00	做晚饭。新生儿喂奶
23	18:30	产妇及家人就餐
24	19:00	清洁厨房;喂新生儿水
25	19:30	调整室温,做好新生儿洗澡、抚触的各项准备工作
26	20:00	为新生儿洗澡、抚触
27	21:00	新生儿喂奶;产妇加餐;协助产妇洗漱、卫生清洁
28	21:30	个人卫生;就寝

备注:

(1)9:00 温度合适,可以给新生儿洗澡(做抚触操)。

(2)下午3:00 可以为新生儿做抚触操(或被动体操)。

(3)根据每个家庭的不同,月嫂工作流程会有适当调整。

参考文献

1.金璎.月嫂服务实用技能.2版.北京:中国劳动社会保障出版社,2014.

2.万梦苹,匡仲潇.母婴护理员:月嫂.2版.北京:中国劳动社会保障出版社,2012.

3.王丽茹,姚冰.月嫂服务技能一本通:产妇和新生儿的护理.北京:人民军医出版社,2014.

4.湖南省育婴师国家职业资格培训与鉴定教程编审委员会.育婴师职业资格培训教程:国家职业资格五级、四级、三级.长沙:湖南科学技术出版社,2008.

5.陈宝英孕产育儿研究中心.新生儿婴儿护理百科全书.北京:中国人口出版社,2011.

6.潘俊峰.坐月子专家全程指导.北京:中国人口出版社,2008.

7.王琦.九种体质使用手册.北京:中国中医药出版社,2012.

8.中国就业培训技术指导中心.公共营养师:基础知识、国家职业资格四级、三级.北京:中国劳动社会保障出版社,2007.

9.武文慧,等.营养治病.北京:中央编译出版社,2001.